女医　看護師　医療事務

医療業界で選ばれる人、選ばれない人

武田桃子 著

セルバ出版

はじめに

本書を手にとっていただき、ありがとうございます。

2023年2月に出版した処女作『副鼻腔炎 アレルギー性鼻炎 花粉症にもう悩まない口鼻の日帰り手術』（かざひの文庫）は、おかげさまで好評をいただいています。

「本を読みました！」

と言って来院くださる方も、日々増えています。

鼻の日帰り手術については、わたしが以前からぜひ書きたいテーマであると考えていたので、読んでいただいたうえで来院していただくのは、とてもうれしいですし、ありがたいことと感じています。

わたし個人的には2人の子どもを授かり、経営するクリニックも大変な時期を乗り越えて、順調と思えるところまで到達することができました。

女医として、院長として、母として、忙しいながらも、おかげさまでとても充実した日々を送っています。

いまの時点での心残りは、

「少なくとも、もう1冊は出版したい…」

ということ。

じつは、わたしが鼻の日帰り手術と同じくらい、書きたいと思っていたテーマがあります。

正直に言うと、処女作として、どちらのテーマにしようか…と本当に悩んだほど、わたしにとって大切なものなのです。

それは何かと言うと、「医療に関わっている女性の生き方」です。

医療に関わる書籍は、巷に数多く出版されています。処女作となった前作も、そのうちのひとつではあります。

ところが、医療に関わる人たち、とくに女性の生き方をテーマにした本は、ほとんど見られないのではないでしょうか。

実際、女性ならではのライフイベントである妊娠・出産と、自らのキャリアとの両立に悩んでいる医療関係者は少なくありません。

これは、わたし自身もそうでしたし、いままで数多くの医療関係者と接してきて本当に感じてきたことです。

とくに女医は、専門医資格をとろうと思ったら、順調でも30歳過ぎ。

女性の大きなライフイベントである出産をもっとも考える時期の30歳前後に、医師としてのキャリアに関わるイベントが立て込んでくるのです。

たとえば、

・結婚して、医師としてのキャリアをどうするか

・いつ出産をするのか
・出産後の働き方はどうするのか
…というふうに、考えなければいけないことは山積みです。

もちろん、大変なのは女医だけではありません。

看護師も医療事務担当者も、同じような悩みを抱えている人は、きっと多いのではないでしょうか。

コロナを経て、多くの業界が大きな変化を迎えることになりました。

医療界も、もちろん例外ではありません。

また、ＡＩの発達でこれまで通りの仕事が確保できるかが不透明な状況になっていることも、悩ましい問題です。

医療関係者としての働き方の多様化、ＩＴの進歩によるオンライン診療の普及、いま世の中を席巻しているＣｈａｔＧＰＴを代表とする、ＡＩの台頭…。

「出産によってキャリアが中断してしまうのは、デメリットなのだろうか…」

「わたしの仕事は、これからも必要とされるのだろうか…」

「うちのクリニックは、時代に取り残されるのではないだろうか…」

といった不安を抱えている人は、少なくないはずです。

これからの時代、医師免許を持っていたとしても、決して一生が保証されているわけではありません。

看護師資格を持っていても、それは同じこと。

資格だけで暮らしていける時代は、すでに終わっていると考えるべきです。

経営している、もしくは勤めている医療機関がいまは順調でも、将来が保証されているわけではないのです。

女医にしても看護師にしても、医療事務担当者にしても、患者から、医療機関から、世の中から「選ばれる人」「選ばれる医療機関」になる必要があるでしょう。

さもないと、これからの時代、生き残っていくのは難しいのかもしれません。

気づいたら居場所がなくなっていた、ということは、今後当たり前のように起こる可能性がある……。

これは、わたしが常々感じていることです。

わたしと同じような危機感を持っている女性は、多いのではないでしょうか。

そんな不安を抱えている女医、看護師、医療事務の人たちに向けて、わたしなりのメッセージを送りたい。

さらに、わたしと想いを同じくする女性たちとともに、もっと患者に役立つ医療を提供していきたい。

これが、本書を書こうと思った最大の想いです。

危機感を安心感に変えていくためには、まずは現状を知り、自らの働き方を考えていくことが、とても大切なのです。

本書には、理想の思いを抱いて患者、世間のために役立ち続けたいと思っている医療関係者の女性のヒントになることを詰め込みました。

そして、これから医療の道に進もうと希望を持って学んでいる女性たちにも、本書を届けたいと思っています。

1人ひとりが自覚し、意識や行動を変えていくことで、自分や医療業界全体の未来をよりよいものにすることが、かならずできるはずです。

本書を読んで、少なくとも満足のいく女性としての生き方ができる医療関係者が増えることを、心から願っています。

２０２３年６月

武田　桃子

女医　看護師　医療事務　医療業界で選ばれる人、選ばれない人　目次

第2章　医療に関わる女性のキャリアと生き方

第3章　医療業界で選ばれる人材

第4章　患者から選ばれるクリニック

第5章　武田耳鼻咽喉科の沿革

第1章　医療の「いま」を知る

医療関係者が余る時代が来た

医師不足は、令和11年まで？

本章では、医療に関わる「いま」のトピックをお話しし、わたしたち医療関係者の現在位置を共有します。

いま、医師不足が叫ばれているのをご存じでしょうか？

その原因のひとつが、働き方改革です。

いままでは長時間労働が当たり前だった医師の世界ですが、昨今の働き方改革により、医師にも労働条件の見直しが求められるようになってきました。

そのうえ、２０２４年４月から医師の時間外労働について、上限規制が適用されることになっています。

そしてもうひとつ、美容医療の分野に行ってしまう人が増え続けていることも、原因と言えるでしょう。

もしかすると、このままで安泰…と思っている医師も、多いのではないでしょうか。

ところが、令和４年の厚生労働省「第40回医師需給分科会」の資料には、衝撃的なことが書いてありました。

わずか数年後の令和11年（２０２９年）に、「医師の需給が均衡し、そのあとは医師過剰の時代がしばらく継続する」とのことです。

医師が余る時代がやって来れば、「医師」というポジションに胡座をかかず、キャリアプランをきちんと考えないかぎり、生き残れなくなるでしょう。

コロナ特需が終わり、看護師は余りはじめている

一方で、もうすでに看護師は余りはじめています。

その背景として、コロナ禍によって看護師のニーズが大きく増えたことが関係しています。

コロナ禍によるワクチン接種のニーズによって一時的に需要が激増し、それに合わせて供給も増えました。

いままで、看護師の資格を持っていながら看護師以外の仕事をしていた人たちが、資格さえ持っていれば注射ができるということで、看護師として医療現場に復帰し、供給が大きく増えてしまったのです。

また、コロナ禍においては、コロナワクチンやコロナにかかった人のケアでとても高額な報酬が得られた分、フリーランスの看護師が増えました。

ワクチン接種会場では、そのような看護師ばかりがいる状態だったのです。

コロナ禍ではいい思いをした看護師たちですが、通常の状態に戻ってしまえば、余るのは当然です。

一方、常勤先でコツコツ働き、たまにワクチンのアルバイトに行くような看護師もいて、単にコロナの特需に乗っただけの人とは、長期的に見ると大きな差がつきます。

収入がいいからとフリーランスで適当に働いていた看護師たちは、いま苦労をしているかもしれません。

現実を見て、変わっていかなければ、必要とされなくなる

ただ、一度高報酬の仕事を経験すると、

「こんな安い給料では働けない」

「別にここのクリニックが合わなくても、ほかにも働き口はあるだろう」

と、思ってしまう人が多いのではないでしょうか。

でも実際は、働き口は少なくなっているので、働きたくても働けない看護師が増えていくことでしょう。

目の前にある「おいしいところ」だけしか見なければ、かならずしっぺ返しを受けることになると、わたしは思っています。

医療事務に関しても、ＡＩ化が進めば人が余って溢れてしまうのではないでしょうか。

どんな状況でも必要とされたいなら、自分たちが変わっていかなければ難しいでしょう。

いまどうしても見過ごせないものに、いま世間を大いに賑わせている「ＣｈａｔＧＰＴ」の存在

があります。実際、わたしのクリニックの医療事務スタッフからも、
「ＡＩが進歩したら、わたしたちの仕事はどうなるのでしょうか？」
という質問が出るほどです。

今後考えられるものとして、たとえば
「○○の地域で、副鼻腔炎の手術をするのにおすすめの病院はどこ？」
という質問に答え、病院やクリニックを紹介する機能が出てきても、何の不思議はありません。そのときに、ＡＩのシステムが読み取ってくれるような発信をしておくことも、必要なのかもしれません。

オンライン診療の普及も、無視できないものです。

耳鼻科に絡むものとして、睡眠時無呼吸症候群のＣＰＡＰ治療や舌下免疫療法などは、初診からオンライン診療を利用するには制限があるのですが、今後制限が撤廃される可能性も大いにあるでしょう。

ＡＩやオンライン診療が拡大したとき、処置をしない科や漫然と薬だけを出している医療機関は、厳しくなるのではないでしょうか。

一定の処置ができる科、そしてそれなりの技術を持った医療機関が生き残っていくのかもしれません。

「現実を見る」ということには、このような姿勢も含まれているのです。

医療関係者が余る時代

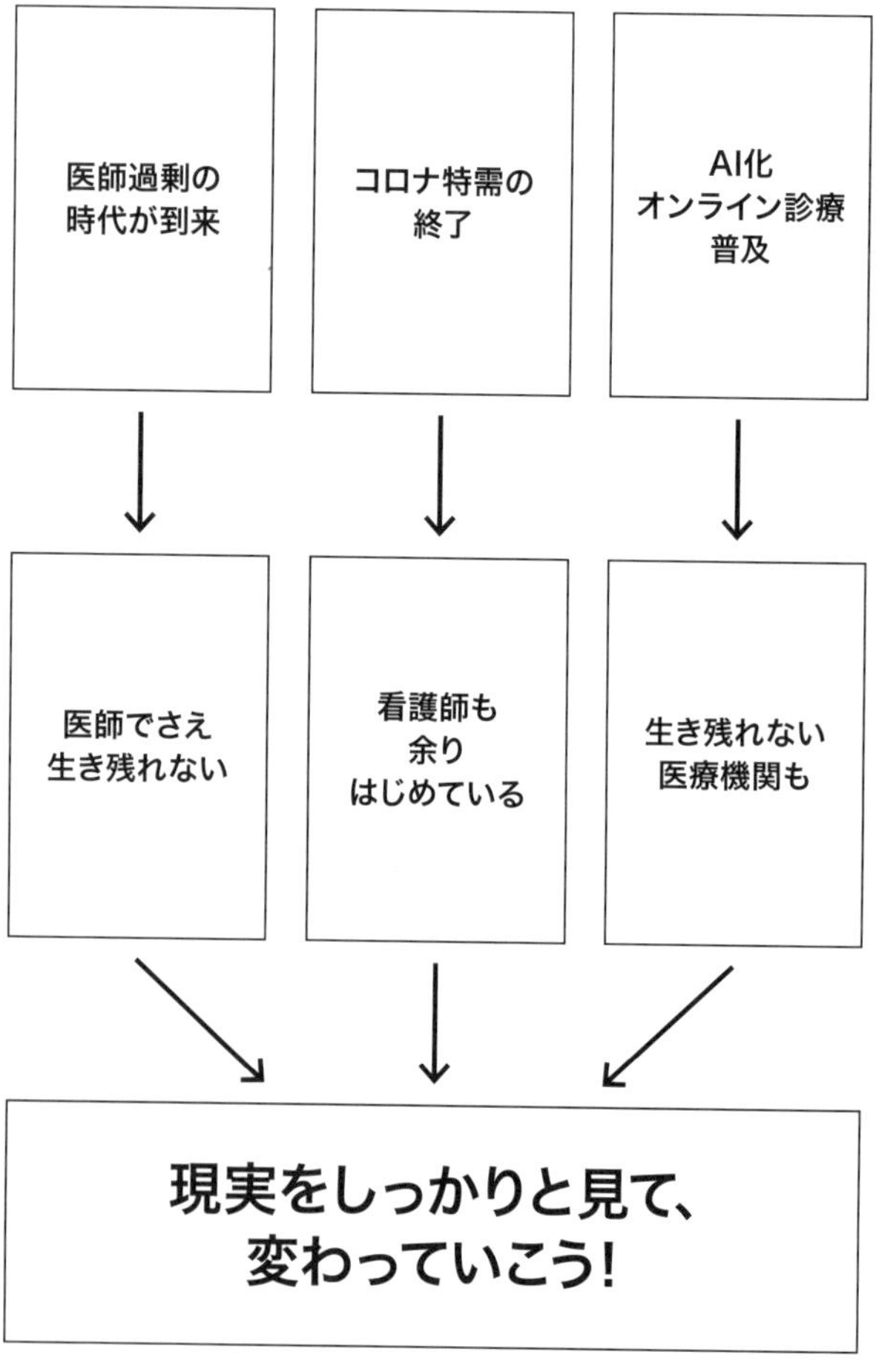
医師過剰の
時代が到来
コロナ特需の
終了
AI化
オンライン診療
普及
医師でさえ
生き残れない
看護師も
余り
はじめている
生き残れない
医療機関も
現実をしっかりと見て、
変わっていこう!

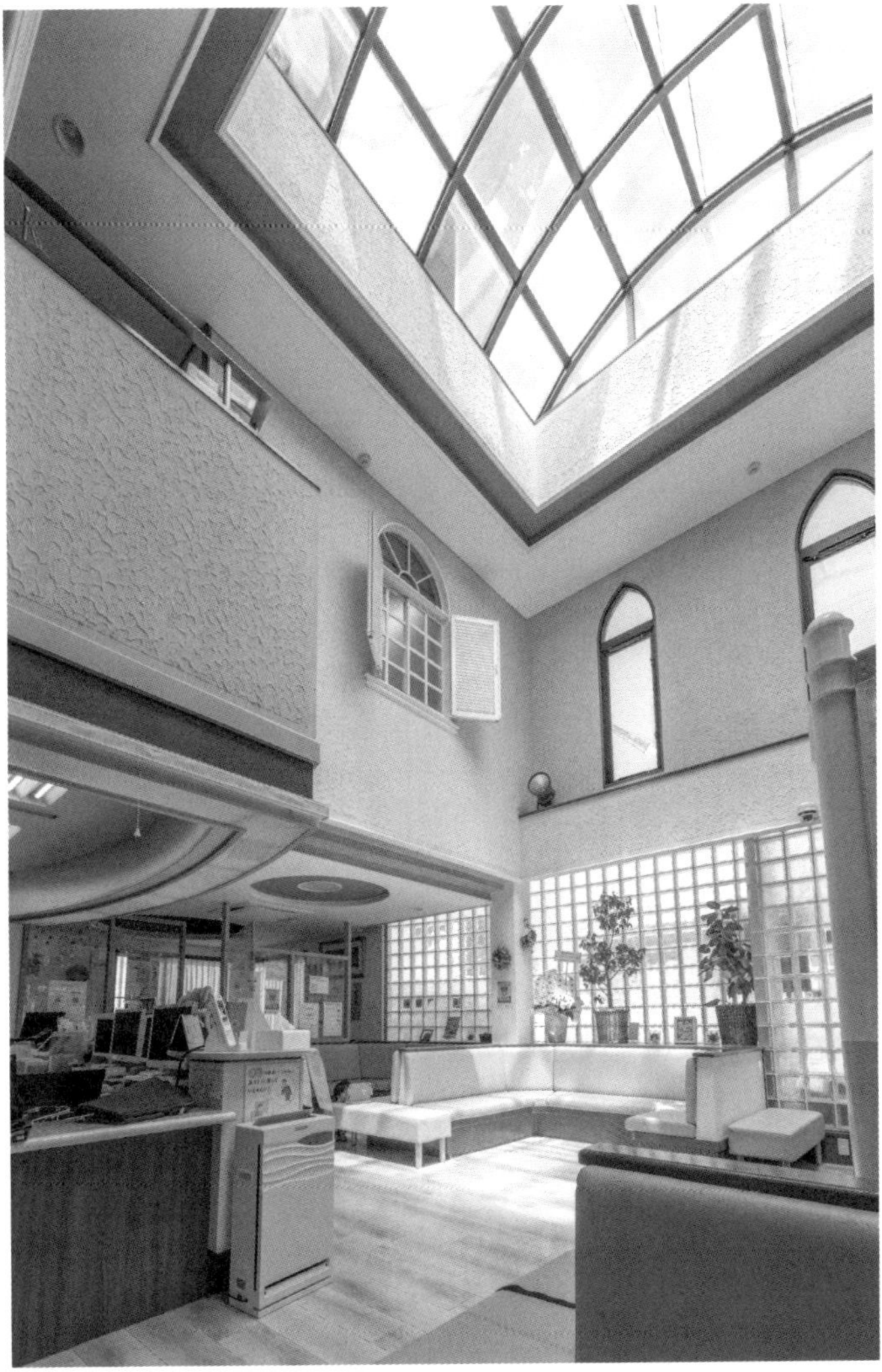

女医と博士号

林真理子先生『野心のすすめ』のすすめ

あなたには、人生を変えた愛読書がありますか？

わたしの愛読書は、林真理子先生の『野心のすすめ』（講談社現代新書）です。いまの自分に共感する部分が、とても多かったからです。

パワーをもらえる、とてもいい本であり、女性のわたしから見ても、林真理子先生は本当にかっこいい人です。

偶然かもしれませんが、わたしはこの4月から、林真理子先生が理事長をされている日本大学の、社会人向けの大学院に通っています。

いつか、林真理子先生にお会いできたらとてもしあわせです。

ちなみに大学院へ通うのは、「医学博士」の称号を得るためです。

医学博士は、医師としての最高のキャリア

医学博士の称号は、開業するために、もしくはクリニックを維持するために必要なものではないのですが、ドクターとして最高のキャリアであり、称号を持てば医師としてのキャリアにはプラス

になります。

とくに医師のキャリアは、開業すれば終わり、ということになっています。もちろん、それで終わってもいい、という人は、それでいいのかもしれません。正解はありませんから。

女性には、妊娠、出産が絡んできますし、お金がなければ生活できないので、開業を選択する女医も多いのでしょう。

ところが、開業しながら出産している女医を、わたしはほとんど知りません。わたしはいろいろな人に助けていただき、開業医としてそれなりに成功し、子どもも授かることができました。

女医として開業しても、結婚して子どもを持つこともできることを示すことで、いろいろな人たちからいただいたご恩を還元できるのではないか、そこに医学博士という称号があれば、さらに発信した意見を認めてもらいやすくなるのではないか、と思い立って、あらためて勉強をしようと決意しました。

医師のなかには、

「若い女性がたまたまうまくいっただけだろう」

と言う人もいるようです。多少なりとも見方を変えてもらえれば、という想いで、しっかりと医学博士をとるためにがんばってみます。

もし医師としてキャリアアップしたいのであれば、トライしてみてはいかがでしょうか？

女医とキャリア

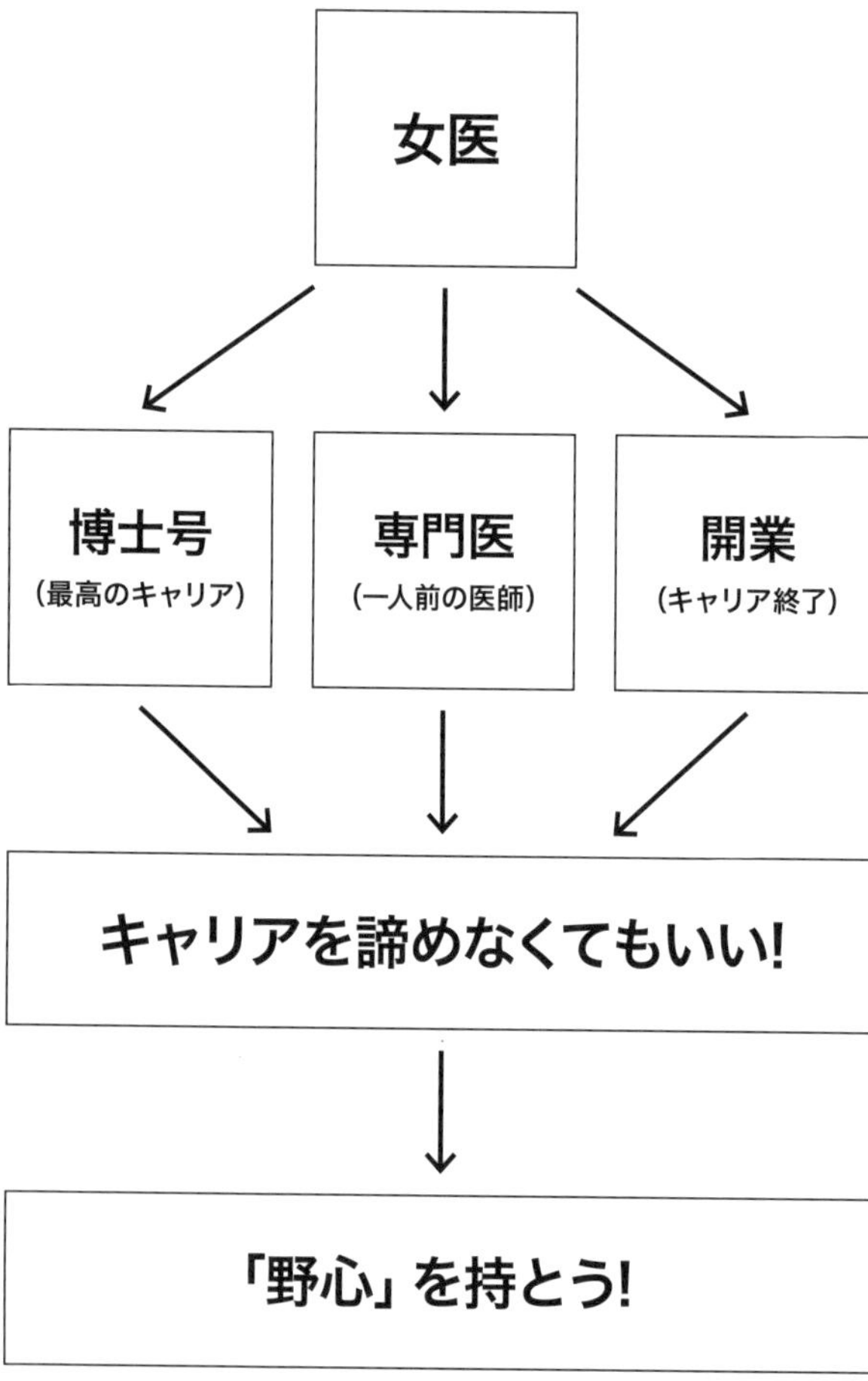

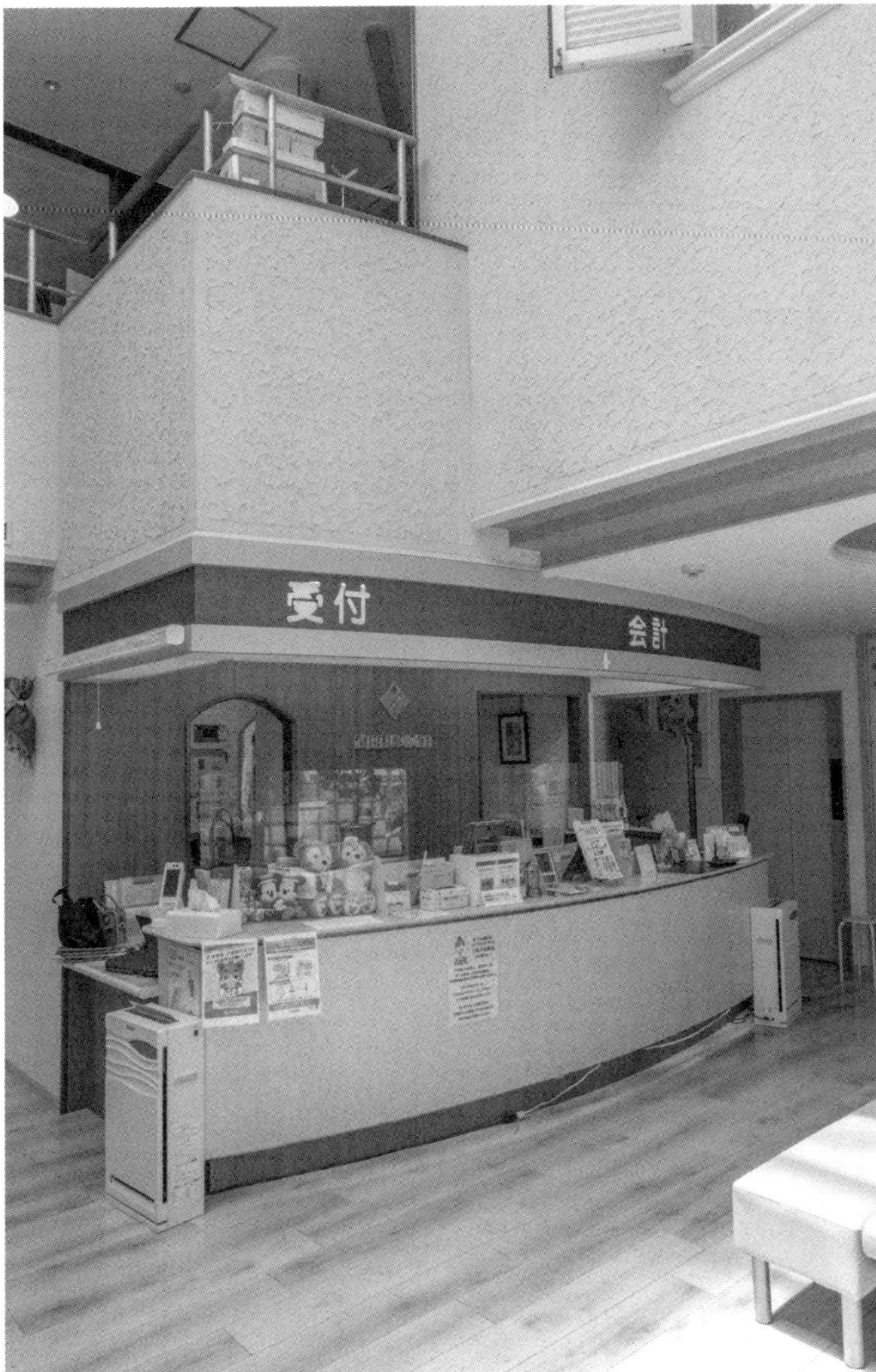
受付
会計

女医の妊娠と出産

出産している女性医師は、意外に少ない

前にお話しした通り、開業している女医で出産を経験している人は、少なくともわたしのまわりでは見たことがありません。

基本的に、大学病院といった大きなところに属していなければ、出産前後に働くことができず、暮らせないのかもしれません。

ただ、わたしが大学病院で学んでいる時代には、いまほど産休や育休の制度が充実していなかったので、出産ギリギリまで働くこともありました。でも、いまは医療の世界にも働き方改革が浸透しているので、むしろ休まなければいけなくなっています。

大きな組織になればなるほど、やる気のある女性が出産直前まで働き、出産後すぐに復帰しても、時短勤務になるために、男性の医師が主要な役割を担うことになります。場合によっては、

「なぜあの女医先生はいろいろなことができるのに、あなたはできないの?」

といった話になってしまうことがあるため、なかなか無理ができません。

ある大学病院から外勤に来てくれた先生にはお子さんがいるのですが、その人は大学病院ではじめて出産し、産休をとったとのことでした。その人から、

「自分ががんばりすぎる前例をつくっても、後輩にはあまりよくないでしょう」

という話を聞いたことがあります。

「本当はもっとがんばれるのに、後輩の女医たちの苦労を考えるとがんばれない…」

という現実が足かせになっているのです。

これも、医療業界の大きな問題と言えるのではないでしょうか。

その先生も、出産の絡みがあったので、専門医の資格取得期間を1年延期しなければいけませんでした。

医師の世界では、まだまだ女性がキャリアをつくりながらでは出産しにくい現実があるということです。

子どもを持つ選択、持たない選択

これまで出会った女医のなかには、あえて子どもを持たない選択をする人もいました。

一方でわたしの場合は、

「もし結婚して、出産をすることがあったら」

と考えたうえで耳鼻科を選択したのですが、それは母の影響が大きかったのではないかと思っています。

母が、女性は女性としてのしあわせをつかむべき。結婚はしてほしいし、子どもも育てたほうがいいのではないか、という考えでした。

子どもとキャリアをどうしようかと、先輩の女医から相談されたこともありました。「早く生理が終わってほしい…。生理が終われば悩まなくてよくなるから」という言葉を聞いたこともあり、とても記憶に残っています。

キャリアを順調に重ねているなかで子どもをつくると、キャリアを一度中断しなければいけなくなる。そして、産休・育休で休んでいる間に、別の人が自分のポジションに入る可能性もあるので、元のポジションに戻ってこられるかわからない。このようなことを、彼女は悩んでいました。

実際のところ、女医はいつ子どもを産めるタイミングが来るか、予想しにくいのです。

これは女医に限った話ではなく、キャリアのある女性は、妊娠・出産の時期を選べないのかもしれません。

ですから、わたし自身がもし女の子を産んだら、医師などのキャリアをつける職業に就く場合、若いうちに卵子凍結をさせようと思っていました。

出産を経験した者として言えるのは、女子医大生は時間があるので、卵巣年齢の若いうちに卵子凍結をしてほしいということです。いまも、その気持ちは変わりません。

子どもを産める年齢は限られていますが、いつ産むのかについては正解がありません。これは、本当に難しい話ではないでしょうか。

さらに医師の場合、激動の時期が30歳頃に集まることを知っておきましょう。

女医の妊娠と出産

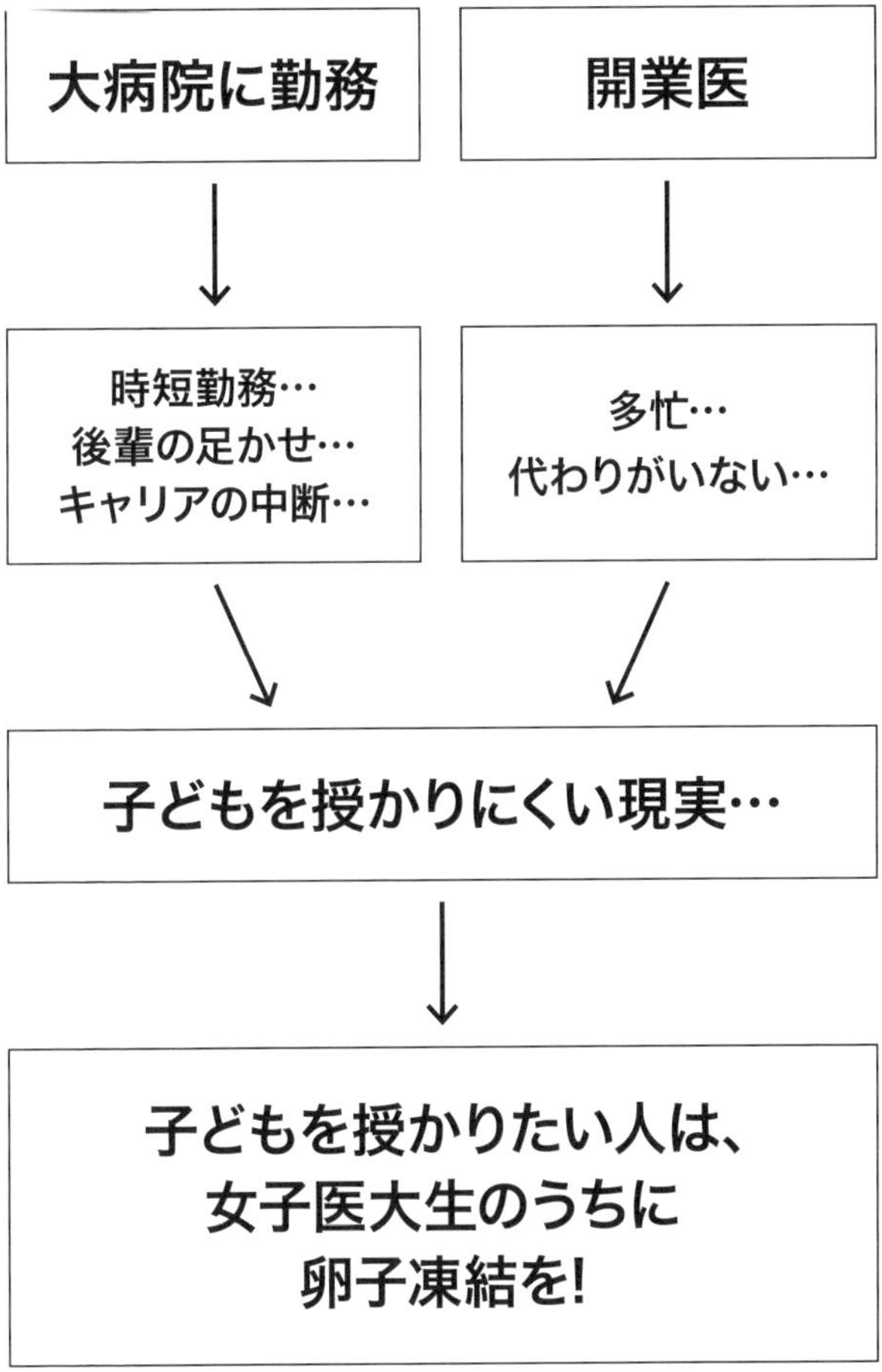
大病院に勤務
開業医
時短勤務…
後輩の足かせ…
キャリアの中断…
多忙…
代わりがいない…
子どもを授かりにくい現実…
子どもを授かりたい人は、
女子医大生のうちに
卵子凍結を!

保険診療をやめて美容医療に行ってしまう医師が多い

やる気のある人が時間をかけて身につけたものが、活かされていない現状

じつは、大学病院の給料はあまり高くないので、勤務医の多くは普通に週1〜2回アルバイトをしています。

世間の一般的な目からすれば、「医師はいい収入を得ているのだろう」と思われがちです。でも、大学病院に勤めている人の給料は、決して高いとは言えません。また、勤務も長時間で、基本的にお休みも週1日です。

時給に換算してみれば、もしかするとファストフードのアルバイトよりも安い可能性があるほどです。

ですから、暮らしていくためにはほぼ全員、アルバイトをしなければなりません。

ところが、出産後の時短勤務では、アルバイトをさせてもらえないこともあるので、収入の増加が見込めないことも…。

そのため、おむつ代やベビーシッター代、保育費も払えず、イヤになってやめてしまう女医が本当に多いのです。

やめて開業できればいいのですが、開業もできない場合は

・アルバイト先を見つけるか
・雇われ院長になるか
・保険診療をやめて美容のジャンルに行くか

という選択肢をとらざるを得なくなってしまいます。たしかに美容の分野は時給がいいのですが、「本当にもったいないな…」とつくづく思います。

せっかく大学病院の医局に入り、時間をかけて勉強し、知識やスキルを身につけたのにもかかわらず、子どもに関わるお金の問題でやめることになってしまい、美容医療に行ってしまう若い先生も多いようです。

また、このあとお話ししますが、昨今はリスク管理が厳密になっていく方向であるために若い先生が手術技術を習得できず、医局に属することにメリットを感じられない人が増えている、という事情もあります。

これも、医療を取り巻く大きな問題ではないでしょうか。

「キラキラした世界」に惹かれ、やりがいを見出せない現状

先のことを考えて仕事を選ばない人も増えている

最近聞いた話ですが、理容室のスタッフに女性が増えているそうです。

理容室で働く女性に、なぜそこで働いているのかを聞いたところ、「美容院は、キラキラしていないとできない仕事であり、若くなければできません。でも理容室は、年齢を重ねても仕事ができます。だから、いまの職場を選びました」と答えたのです。

わたしはそれを聞いて、とてもしっかりした女性だな、と感じました。「同じことをし続けること」の大切さを感じるエピソードと言えます。

若いときに、「キラキラした世界」に憧れる気持ちもわかります。でも、それだけで飛びついてしまうのは危険をともなうように感じるのです。スキルがあればまだいいのかもしれませんが、年齢を重ねたときにはだんだんと厳しくなってくるでしょう。

同じことは、美容医療の仕事にも言えます。キラキラする世界に惹かれて、美容の世界を選ぶ女医は少なくありません。ただ、女医がやみくもに美容の世界へ行っても、そもそも土台となるしっかりとした技術やスキルを身につけていなければ、年齢を重ねたときにずっとその仕事を続けられているとは考えられないのではないでしょうか。

美容の仕事は目先の報酬がよく、おしゃれな地域にあることも多いので、キラキラしたところで働きたい人が選びやすいのでしょう。

もちろん、その仕事に誇りとやりがいを持って続けるならば、それは素晴らしいことです。

でも、ずっと脱毛などをし続けなければいけないことを考えると、つまらなく感じてしまうような気もしませんか？

決して長く続けられる仕事ではないようにも感じるのです。

リスクを考えすぎて人が育たない現状

先ほどもお話ししましたが、いまの時代背景として、どこの世界でもリスクマネジメントが厳しくなっている現状があります。

わたしが大学病院で耳鼻科に入局した頃は、うしろで上司の先生が見ているなか、鼻中隔彎曲症（鼻の穴を左右に分けている「鼻中隔」が曲がってしまう症状であり、鼻詰まりや嗅覚障害の原因になることもある）の手術を行わせてもらえました。

ところが、最近は事情が異なります。

病院もリスクに対してとても過敏になっており、鼻中隔彎曲症の手術のハードルが上がっているのです。

いまは若い先生に、鼻中隔彎曲症の手術を担当させないようなことになってしまっている、と聞いたことがあります。

副鼻腔炎の手術になると、さらに難しくなります。

わたしが大学病院にいた頃は手術をさせてもらいながらできるようになったものが、いまはある程度の学年にならなければ経験させてもらえません。

そのために手術ができない医師が多くなり、医局にいてもやりがいを見出せない人が増えていくでしょう。

これも、多くの医療関係者が美容医療に進んでしまう、大きな原因のひとつです。

やりがいを見出せないときに支えになるのは、やはりお金。

報酬がいいほうに行ってしまうのは、とても残念な気持ちではありますが、仕方のないことなのかもしれません。

医局自体が医師にやりがいを持たせなくなっているというのも、大きな問題なのではないでしょうか。

一方で、勤務する側としてはできるだけ新しいチャレンジを行い、やりがいを感じられて将来に活かせるものを身につけられるよう、積極的に新しい技術などを習得していくスタンスが必要でしょう。

ただ、病院側もリスクを考える分、若い医師ではなく熟練の医師が担当することになってしまう事情はわかります。

でも、それでは新しい人が育ちません…。

これは、いまの時代の大きなジレンマです。

長く活躍するために

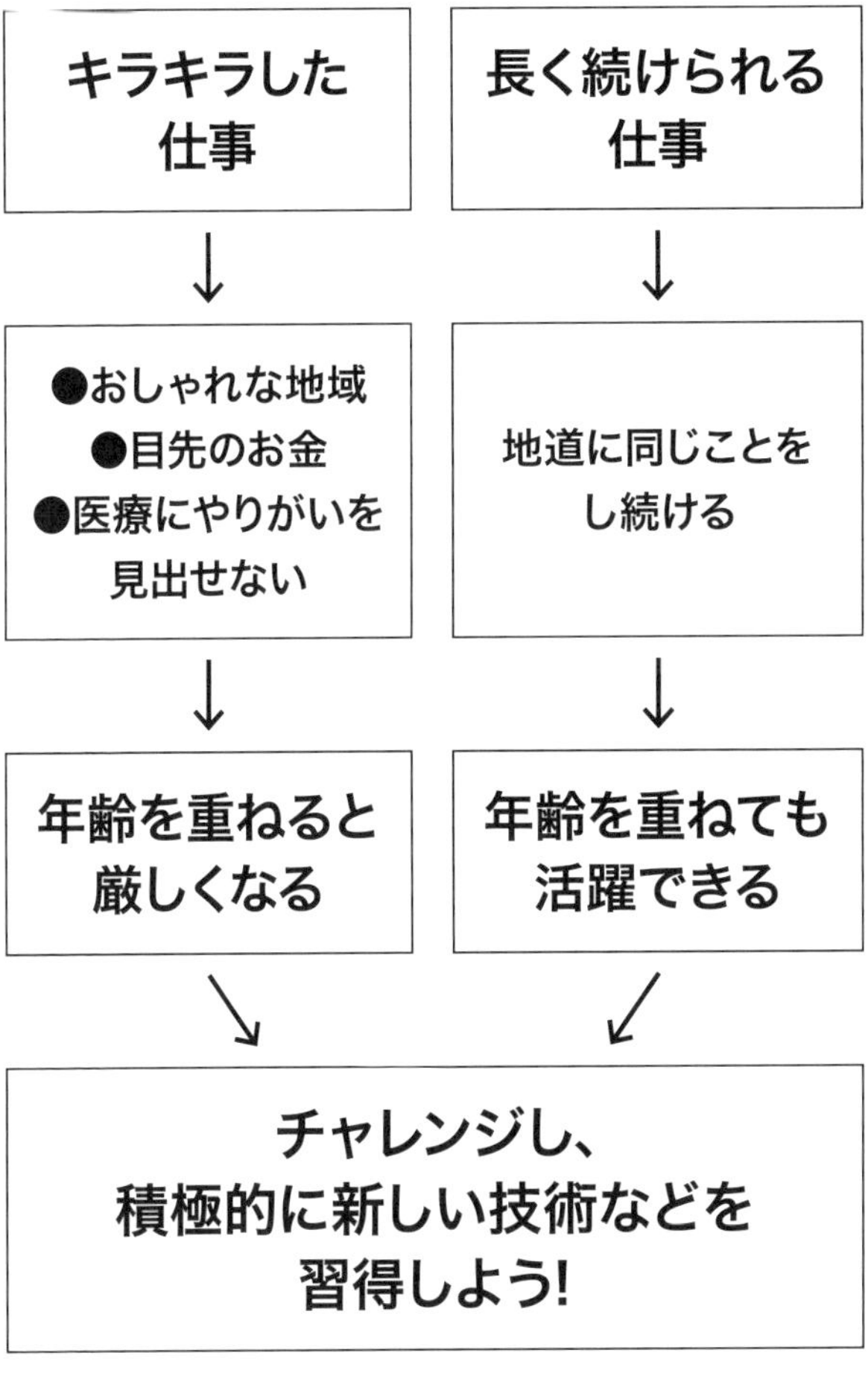
キラキラした仕事
長く続けられる仕事
●おしゃれな地域
●目先のお金
●医療にやりがいを見出せない
地道に同じことをし続ける
年齢を重ねると厳しくなる
年齢を重ねても活躍できる
チャレンジし、積極的に新しい技術などを習得しよう!

コラム1／働く女性には「卵子凍結」がおすすめ

子どもを産めるタイミングを決めにくい職種なら卵子凍結を

近年、結婚して子どもを持つ年齢が全体的に遅くなっているのは、国の統計でも明白です。厚生労働省の人口動態統計によれば、１９８０年（昭和55年）の女性の平均初婚年齢が25・2歳、第1子出産年齢が26・4歳なのに対し、２０２１年（令和3年）はそれぞれ29・5歳、30・9歳と、過去最高を更新しています。

晩婚化にはさまざまな要因がありますが、年齢が高くなればなるほど、妊娠しにくくなることは否定できません。とくに働く女性にとって、子どもを産むタイミングはとても難しくなっています。女性が子どもを持つ可能性を失わないためにも、わたしは働く女性に卵子凍結をおすすめしています。

とくに女子医大生は、絶対に卵子凍結をしておくべきです。

実際、大学時代のひとつ上の先輩で、卵子凍結をしている人がいました。その人は産婦人科医になったのですが、その当時は「なぜ？」と、まったくついていけませんでした。

その先輩が大学3～4年生、22～23歳の頃だったので、かなり時代を先取りしていました。当時の知識が乏しかったわたしからすると、ぶっ飛んでいる先輩だな、と思えたのですが、いまとなってはとても賢い選択をしていたのだな、と感じます。

働く女性は「卵子凍結」を

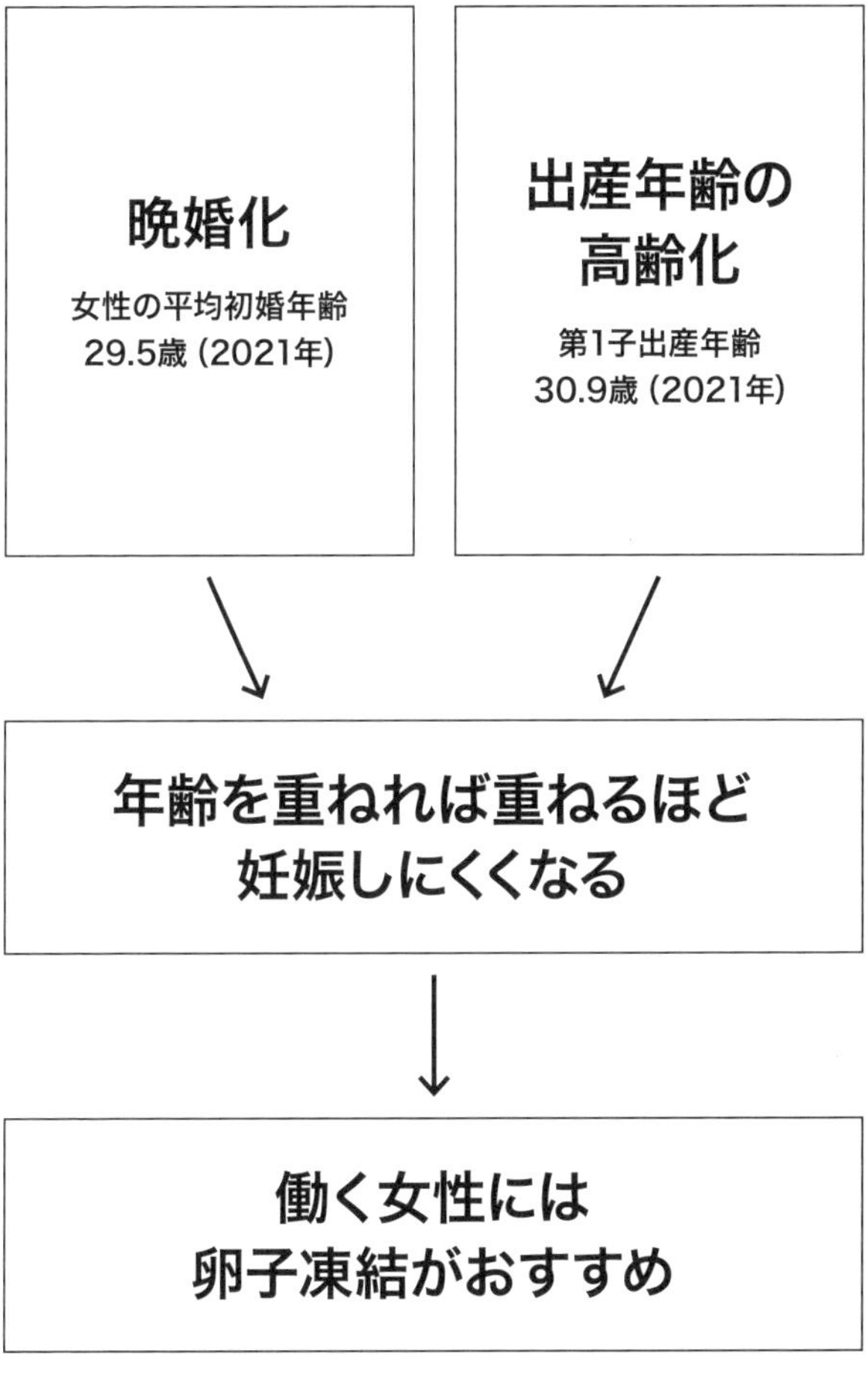
晩婚化
女性の平均初婚年齢
29.5歳（2021年）
出産年齢の
高齢化
第1子出産年齢
30.9歳（2021年）
年齢を重ねれば重ねるほど
妊娠しにくくなる
働く女性には
卵子凍結がおすすめ

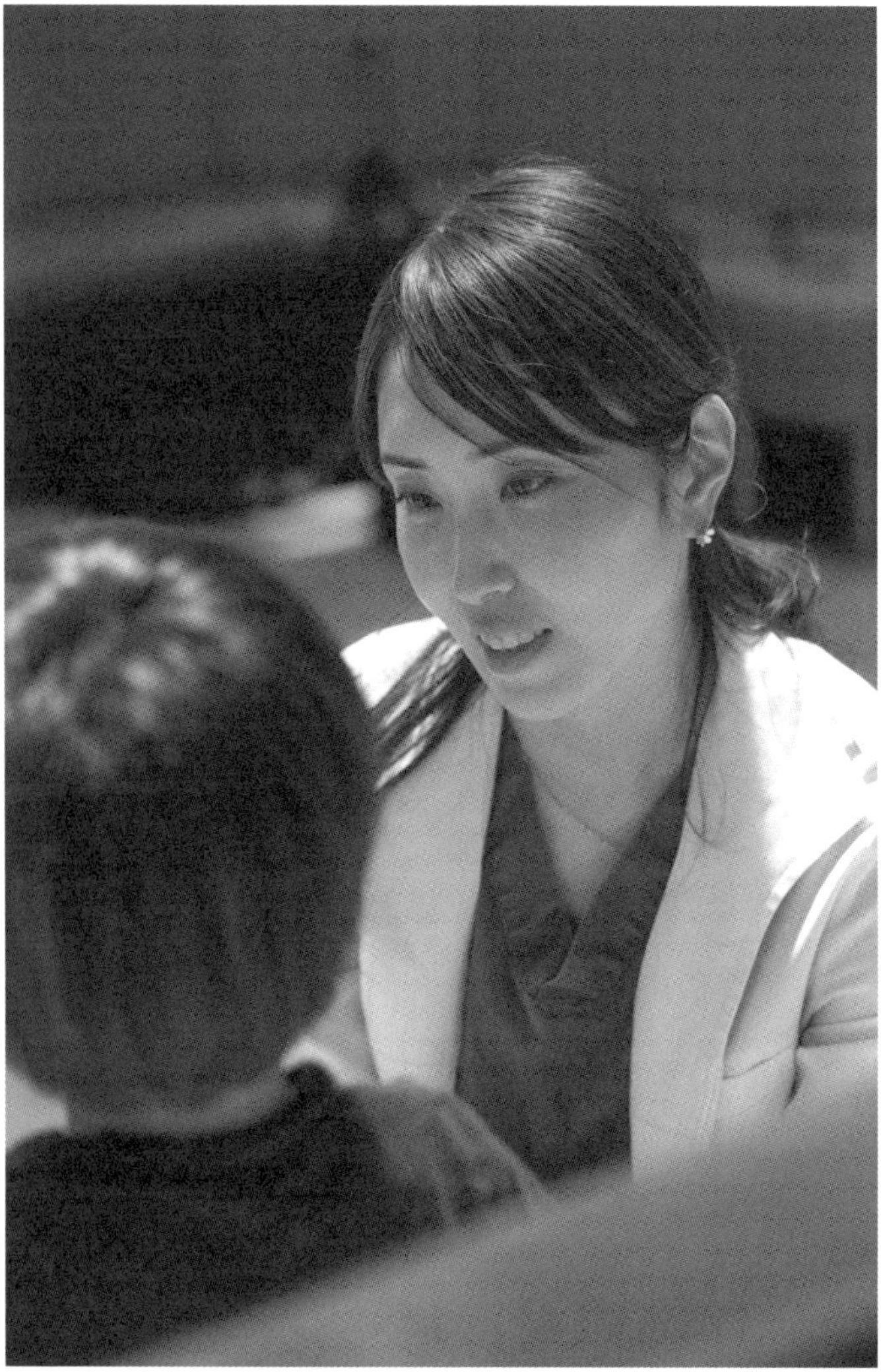

第2章　医療に関わる女性のキャリアと生き方

将来を考えて選択し、チャレンジを続ける

将来の妊娠、出産を考えて、「科」を選択することも大切

医療に携わる女性に関しては、どのようにキャリアを重ね、どのように生きていくのか、ロールモデルがなかなか見つからないのではないでしょうか。

本章では、結婚から妊娠、出産を経験したわたしの例、もしくはわたしの知人の例をお話しします。

将来医師を目指している女性の参考になればと思っています。

医師の世界には「研修医」という制度があり、2年間研修を受けます。そのあと、多くの医師は専門の科を選び、大学の医局に入ります。ここが、一般の方がイメージしやすい、『白い巨塔』の世界です。

その大学の医局に数年（5年程度）勤務し、さまざまな条件をクリアしたうえでテストに合格すると、「専門医」という資格を得ることができます。

ほとんどの人はその時点で、医師としてこれからどんな働き方をしようかと、考えるのです。

医局を離れて開業医・勤務医になる人もいれば、そのまま大学に残って出世を目指し、がんばる人もいます。

研修医にしても大学医局にしても、出身大学にかかわらず、どこの大学でも選ぶことができ、たとえば東大で医師としての研修を受けたい場合、テストに受かりさえすれば、東大で研修を受けることができるのです。

ちなみに東大の耳鼻科の医局に入る人は、毎年10名程度です。そのうち東大理Ⅲ出身のドクターは、１～２名程度でしょう。

わたしは私立の埼玉医科大学を卒業したあとは、外の世界へ行きたいと思ったので、日本大学で研修を受けることにしました。

研修を受ける際、ひとつの選択を迫られます。それは、どの科を選択するか、ということです。わたしは、耳鼻科にするか、形成外科にするか、迷っていました。

自分で言うのも何ですが、わたしは手先が器用です。

手術などで手を動かす科のほうが合っているのではないかと思ったので、耳鼻科か形成外科を希望しました。

耳鼻科を第一候補にしたのは、父親がクリニックを開業していたからだったのですが、形成外科は、先生が

「君ほど器用な人はなかなかいないから、形成外科が向いているよ」

と誘ってくださったので、候補のひとつとしました。そして、どちらを選ぶべきか、かなり迷ったのです…。

最終的には耳鼻科を選んだのですが、その理由は、将来結婚・妊娠・出産をするときに、実家のクリニックをうまく使えば、女性としての大きなイベントを乗り越えられるかもしれないと、漠然と考えたからです。

日大ではさまざまなことを学ばせていただいたのですが、結局は東京慈恵会医科大学（慈恵医大）の耳鼻咽喉科教室にお世話になることとなりました。

「やらなかった後悔」はしないこと

慈恵医大は、耳鼻科の世界では「ブランド」です。

慈恵の「ジ」は耳鼻科の「ジ」と言われるほどであり、耳鼻科に限っては東大と並ぶほど有名なのです。

わたしのモットーは、

「やらないで後悔するよりも、やって後悔したほうがいい」

です。

ですから、「どうせやるなら、日本一の耳鼻科に行こう。それでダメなら、考えればいい」ということで、慈恵医大を選びました。

ちなみにこの考え方は、尊敬する林真理子先生とリンクしているのではないかな、と個人的には思っています。

ここで慈恵医大を選んでいなければ、いまのように開業したり、鼻の手術に特化したりするようなことはなかったでしょう。

いまとなっては、ご縁に感謝しています。

一流の環境に身を置いて、技術を磨こう

慈恵医大の医局に入って、とても衝撃を受けたことを覚えています。

それは、日本全国から毎年10人ほど、とてもやる気があって本当に優秀な人たちが入ってくることでした。

そもそもほかの大学では耳鼻科に入局する人はとても少なく、10年もの間、ひとりも入っていない大学もあるほどです。

耳鼻科は、それほどマイナーな科なのです。

ところが、慈恵医大の耳鼻科は有名ということもあり、耳鼻科医院のご子息やＯＢの先生のご子息が入ってきます。

そして、他人に親切に接する、教えることを惜しまない、といった雰囲気があり、とてもやりやすかったのです。

人に聞かず、見て学びなさい、という医局は多いと聞いていましたが、慈恵医大には「惜しみなく教える文化」が根付いているのでしょう。

しかも慈恵医大は非常に特殊で、医局員が多く、耳鼻科のなかにも「鼻班」というスペシャリティ（専門分野）を持っていました。

一般の大学では、耳鼻科に関わることをすべてできるのですが、とくにスペシャリティはありません。

もちろん素晴らしい先生もいるのですが、スペシャリティを持たずに専門医資格をとって開業していくパターンが多いのです。

一方で慈恵医大は、鼻、耳、頭頸部と分かれていて、とくに、「鼻」は世界的にも有名です。わたしがとてもよくしていただいた女医の先生が、

「慈恵というブランドは、シャネルみたいなものだから。とくに鼻はすごいのよ」

と言うほどでした。

打ち込めるものを見つけ、数をこなして力をつけよう

その先生と意気投合し、鼻の手術を教えていただけるようになって、もともと手を動かすのが好きだったこともあり、どんどん興味が増していきました。

いまは内視鏡で手術をしているのですが、当時は内視鏡が苦手でした…。なぜなら、自分の目で直接見えたほうがいいと思っていたからです。

また、内視鏡の操作に慣れない時期は画面酔いをしたので、乗り物酔いしやすいわたしにとって、

最初は苦行でした。

でも、その先生から鼻の手術のおもしろさを学び、自分から患者に手術方法を提案するようになっていきました。

以前、所属していた体育会テニス部の先生に言われていたのが、

「とにかく早く１０００本サーブを打て。そのほうがうまくなるから」

ということだったので、言いつけ通り、ほかのことに関してもとにかく数をこなすようにしていったのです。

なかには、一度見たらできるような天才的な人もいますが、わたしはそのようなタイプではありません。

決して頭がいいわけでもないので、数をこなして会得するやり方のほうが、わたしには合っていたのでしょう。

当時は週2回の手術日に1日2件の執刀をしていたので、週に4件、１カ月で16件。その12カ月分で、いまと同じ年２００件ほどの手術を行っていたことになります。

手術の数を重ねているうちに、耳鼻科の売上がとても伸びたそうです。

ただ、売上が伸びたからと言って自分の給料が変わるわけではないので、当時はあまり気にしていませんでした。

技術が上がっていくことにやりがいを感じ、手術がどんどんうまくなっていったという流れで

す。

この生活が、3年ほど続きました。3年間で600件というのは、なかなかの件数なのかな、と思います。

有名な大学でも、鼻の手術は年40件ほどとのことなので、5倍の手術件数をこなしていたことになります。

ちなみに、耳やのどの手術は行わず、鼻に特化していました。

前にもお話ししましたが、医師の世界には「専門医」という制度があり、たとえば耳鼻科の専門医になるには、2年間の研修医を終えて耳鼻科へ入局し、5年間さまざまな手術を行いながらテストに合格しなければいけません。

そして専門医になる頃に、鼻の手術で独り立ちできるのが一般的な流れなのですが、わたしの場合は2年目あたりから、単独で手術をさせていただきました。それだけ、鼻の手術に特化していたのです。

専門医試験のときも、口頭質問で「君は将来、鼻の専門家になりたいのですか?」と聞かれるほど、手術件数が多かったのでしょう。

お世話になった先生と手術をこなしながら、歯性上顎洞炎という、虫歯が原因の副鼻腔炎の研究に一緒に取り組むなかで、研究の仕方や論文の書き方を教えていただきました。

とてもいい先生に巡り会えたと思っています。

将来を考えて選択し、チャレンジを続ける

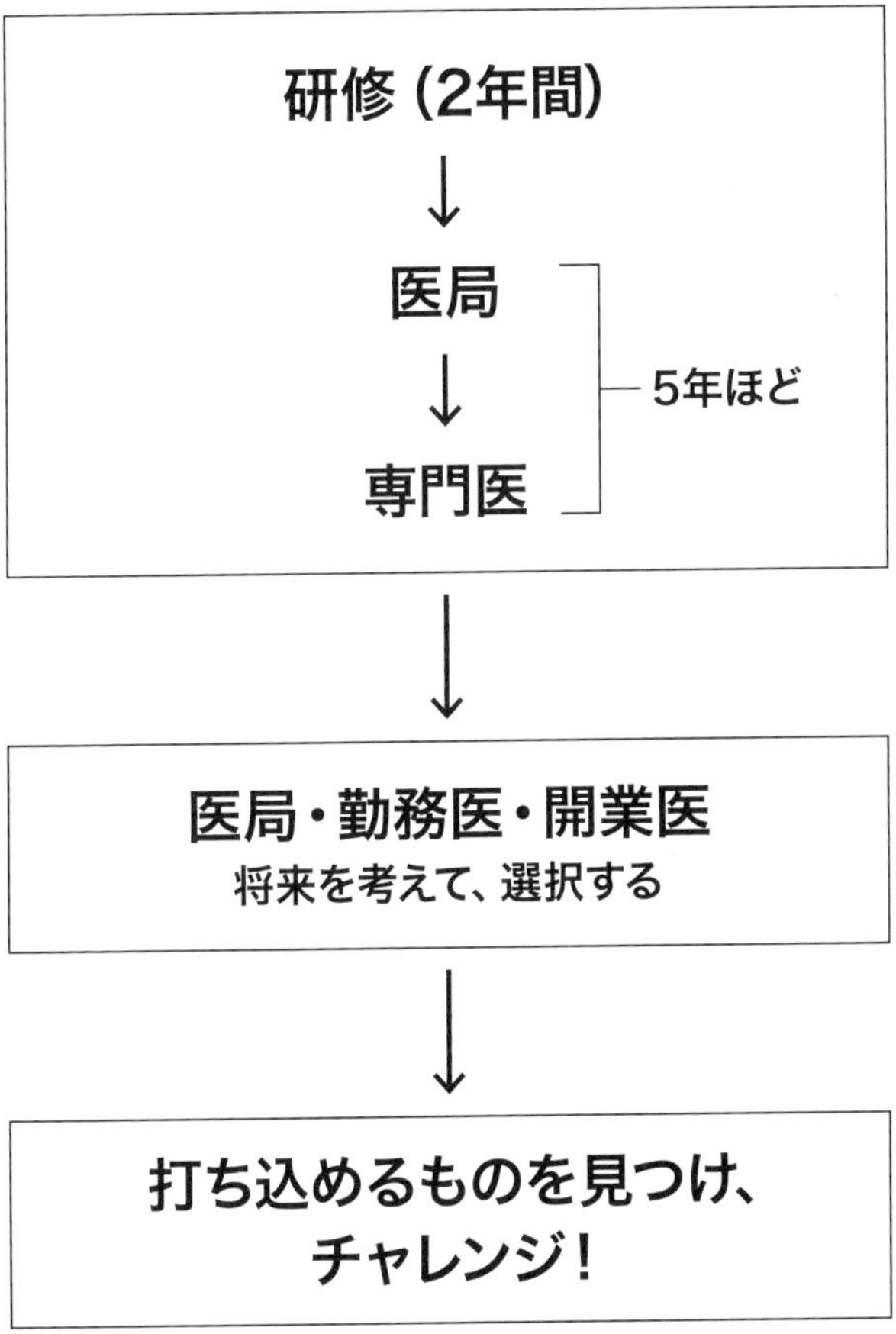

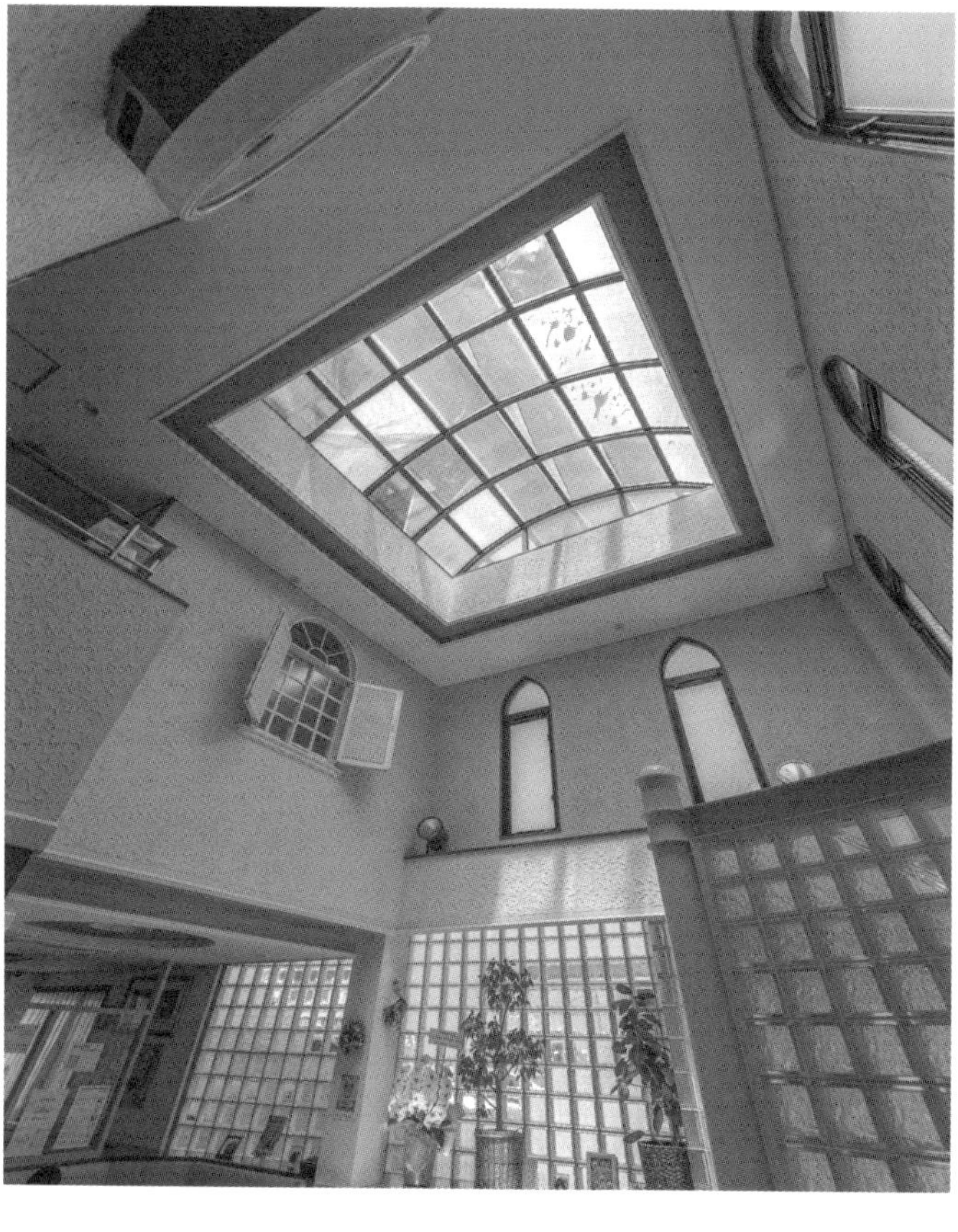

不妊治療から学んだこと

医師だからこそ、早く不妊治療に踏み切った

出産は、女医でなくても女性にとっての大きな関心事ですね。

いまわたしは男の子２人の母親ですが、２人目がなかなかできなかったため、不妊治療を行いました。年齢的なことや仕事のことを考えると、悠長に構えていられなかったのです。

一般的に不妊治療は、もう少し上の年齢からはじめる人が多いのですが、早く踏み切ったのは、わたしが医師だったからなのかもしれません。

女医には、不妊治療を受ける人が多く見られます。それは、医学知識がある分、早く有効な選択をしたいからではないでしょうか。

わたしの場合、せっかちな性格で、早く結果を求めたがるところもあったと思います。もちろん、夫の理解があったからできたことでもあります。

結婚したのが31歳、そして33歳の7月に長男が産まれ、34歳の夏頃から不妊治療をはじめました。結局、妊娠するまで1年ほどかかったのです。

不妊治療ではじめに通った病院は、行くたびに4時間待たされました。移動も含めれば1日とられてしまい、帰ったときにはクタクタで何もできず、なかなか結果も出

なかったので、

「わたしは何をやっているのだろう…」

という気持ちにもなりました。その生活が、7ヵ月ほど続きました。

それがイヤになってしまい、ほかの不妊治療の病院を探したところ、「池袋えざきレディースクリニック」という待ち時間が少ないと評判のクリニックが見つかったので、通うようになりました。

これも何かのご縁ですが、3ヵ月ほど通ったら妊娠したのです。

わたしのコンセプトも「患者をお待たせしない」なので、結果も含めて、クリニックを変えて正解だったと思っています。

このときの経験により、わたしのクリニックでも患者をお待たせしない工夫を考えるいい機会になりました。

不妊治療のクリニックで「患者をお待たせしないオペレーション」を学んだ

わたしには、患者をお待たせしないような治療を提供しよう、という想いがあります。

移動も含めて数時間もとられてしまうと、やはりハードルが上がり、気軽に受診できなくなってしまうからです。

わたし自身が、待ち時間の少ない病院に患者として通ったことは、かなり多くの学びになりました。

実際、クリニックでは、オペレーションを速く回すしくみが完成されていたのです。そのひとつの要素が、あまり質問をさせないこと。その代わりに、説明が書いてある紙を渡し、理解してもらうようにしていました。

先生は、

「目の前の医師を信じないで、誰を信じるのでしょうか」

と言っていました。

この言葉に、わたしは大いに共感します。

いまはネットにさまざまな情報があり、もっともらしい内容のものもありますが、誰が書いたのかわかりません。

結局のところ、責任を持って話している目の前の医者の言葉を信じるべきなのではないでしょうか。

大学病院のなかにいると、まわりはすべて医療関係者なので、その当たり前のことがわからなくなってしまうのでしょう。でも、いざ開業してみると、まわりには同僚の医師も、ほかの科の医師もいません。患者の理解度もさまざまです。

大学病院を出たことで世のなかの縮図を学び、意識が変わりました。とにかくわかりやすく、簡潔に、と心がけて、診察するようになったのです。

不妊治療のクリニックが行っていた患者をお待たせしないための工夫のひとつが、先ほども触れたように、説明をしない代わりにプリントを渡すことでした。

患者は、説明をされても覚えていないことが多いので、それはとてもいいアイデアだと思い、現在わたしのクリニックでも取り入れています。

また、患者がイライラするのは、診察が終わったあとの会計待ちであるとわかったので、会計の待ち時間もなるべく少なくする努力をしています。

待ち時間が長くなるのはムダなことが多いからであり、当院も不妊治療のクリニックを見習ってムダを省くことができました。

両極端を経験し、いいと思えるものを採用していった

思えばわたしは、たとえば不妊治療で待ち時間が長い医院、短い医院それぞれで両極端な経験をすることで、いいと思うものを採用していく傾向があるようです。

一方しか知らなければ考え方が偏ってしまうのは、他の人でも同じかもしれません。

わたしが大学病院に勤めていたときは、まさに「医師の世界」だったので、世のなかの構図があまりわかっていませんでした。そのまま医師だけの世界にいたら、かなり傲慢な人間になってしまったかもしれません。

医師のドラマで、大学病院の教授が回診を行うシーンがよくありますが、実際にも同じような場面はあります。そして、教授が自分のやりやすい体制をつくるのも、ドラマと一緒です。

自分の言うことを聞く部下、歯向かわない部下をまわりに置いておくのは、一般企業であっても同じではないでしょうか。

それに加えて、医療の世界には男尊女卑の考え方が残っていて、「女医なんかいらない」と言う教授もいるとかいないとか…。

そこまで露骨に言わないまでも、実際に大学病院で働いている女医は、出産をして戻ってきたら時短制度が適用されて、給料がかなり少なくなります。

手術も担当できません。

時短制度で働く先輩は、おむつ代とベビーシッター代で給料がなくなる、と嘆いていました。

その状態に我慢できず、開業する女医も多いのですが、どうにかできないものか、とわたしはずっと思っています。

わたしの場合は、父親が開業していたこと、わたし自身が鼻の手術の技術を身につけていたこと、まわりに助けてくれる人がいたことなどが重なったために継承できたのであり、すべての人がうまく継承できるわけではないでしょう。

とは言え、持っているもの、努力して身につけたものを活かす術を考えることは、大切なのではないでしょうか。

わたしの場合は不妊治療がきっかけでたくさんのことを学びましたが、学ぶためのヒントはさまざまなところにあるはずです。

さまざまな経験を、学びに変えよう

不妊治療を決意

↓

待ち時間にウンザリ…
ほかのクリニックを探すことに

↓

待ち時間の少ない
クリニックと出合い、
自らのクリニックに取り入れた

↓

学ぶヒントは、
さまざまなところにある！

妊娠、出産後の働き方は難しい

女医の働き方は計画的に考えなければいけない

女医の働き方は、妊娠、出産を考えると、とても難しいものがあります。

ちなみに、女医にとって一番望ましいパターンは、大学時代の恋人と結婚することであると言われています。

つまり、大学時代の同級生や先輩の医師と結婚するのが、一番の成功パターンである、ということです。

なぜなら、「研修医2年目の入局前に、結婚式をしておいたほうがいい」とよく言われているからです。

医師には、大学卒業後に研修医として2年間過ごし、医局に入るというシステムがあり、そこで専門とする科を決めて、医局を決めることになります。

ところが、入局後に結婚すると結婚式に呼ばなければいけない人が増えて、煩雑なことになってしまいます。

ですから、自分たちの好きな人たちだけを呼べるタイミングで結婚したほうがいい、と言われているのです。

でも、女医にとって難しいのは、結婚や結婚式よりも、妊娠・出産というライフイベントと、そのあとの働き方をどうするかということでしょう。

とくに産休・育休から復帰したあとの時短勤務では、月に10万円台の収入となり、あまりにも少ないのがイヤでやめてしまう人も少なくありません。

ところが、新しい職場を見つけても、2人目、3人目の子どもを妊娠すれば、また同じことが起こります。

妊娠は、もちろんおめでたいことですし、しあわせなことでもあります。

でも、一方で計画性をしっかりと持っておくことも、医療に関わる女性として必要なことなのではないでしょうか。

雇う側になると、意識が変わる

わたしの場合、開業後にひとり目の子どもを授かったのですが、そのときは産休ギリギリまで働き、出産後2ヵ月ほどで復帰しました。

2人目のときは、まったく問題がなかったので、出産の前日まで働き、その後1ヵ月ほどで復帰しました。

とくに2人目のときについては、まわりから

「とても真似できない…」

と言われることも多かったのですが、人を雇う側はすべての責任を負うので、その意識の違いかもしれません。

開業したことで雇う立場の人の考えがわかるようになったのは、とてもよかったことであり、勤務医だった頃の自分には甘い部分があったな、と思うこともあります。

雇われている側は、使える権利を当然のものとして主張しますが、自分のキャリアづくりや仕事には自己責任で取り組まなければいけません。

なぜなら、取り組んだ時間が自らのキャリアや仕事の質に反映されるのは、間違いのない事実だからです。

また、あまり休んでいると、どうしても復帰しにくくなってきます。産休・育休前、もしくは退職前と同じレベルの、やりがいのある仕事に再び就くことは、とても難しいことなのです。

やはりわたしにとって、長く休むことは性に合いませんし、考えられません。

手術をしない仕事ならまだいいのかもしれませんが、手術はテニスなどの試合勘と一緒であり、休んでいると感覚が鈍ってしまって、大変なミスをする原因となってしまいます。それは、絶対にあってはならないことです。

実際、産休明けの最初の手術は、かならず耳鼻科医である弟に立ち会ってもらい、勘を取り戻していきました。

何かがあっては大変なので、リスクマネジメントはかなり考えています。

妊娠、出産後の働き方

産休、育休

↓

時短勤務
…月10万円台の給料

↓

自らのキャリアづくりや
仕事は自己責任

↓

計画性を、
しっかりと持っておこう!

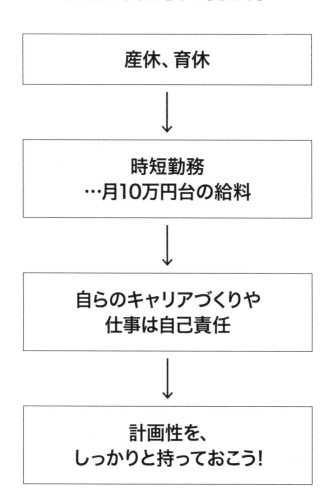

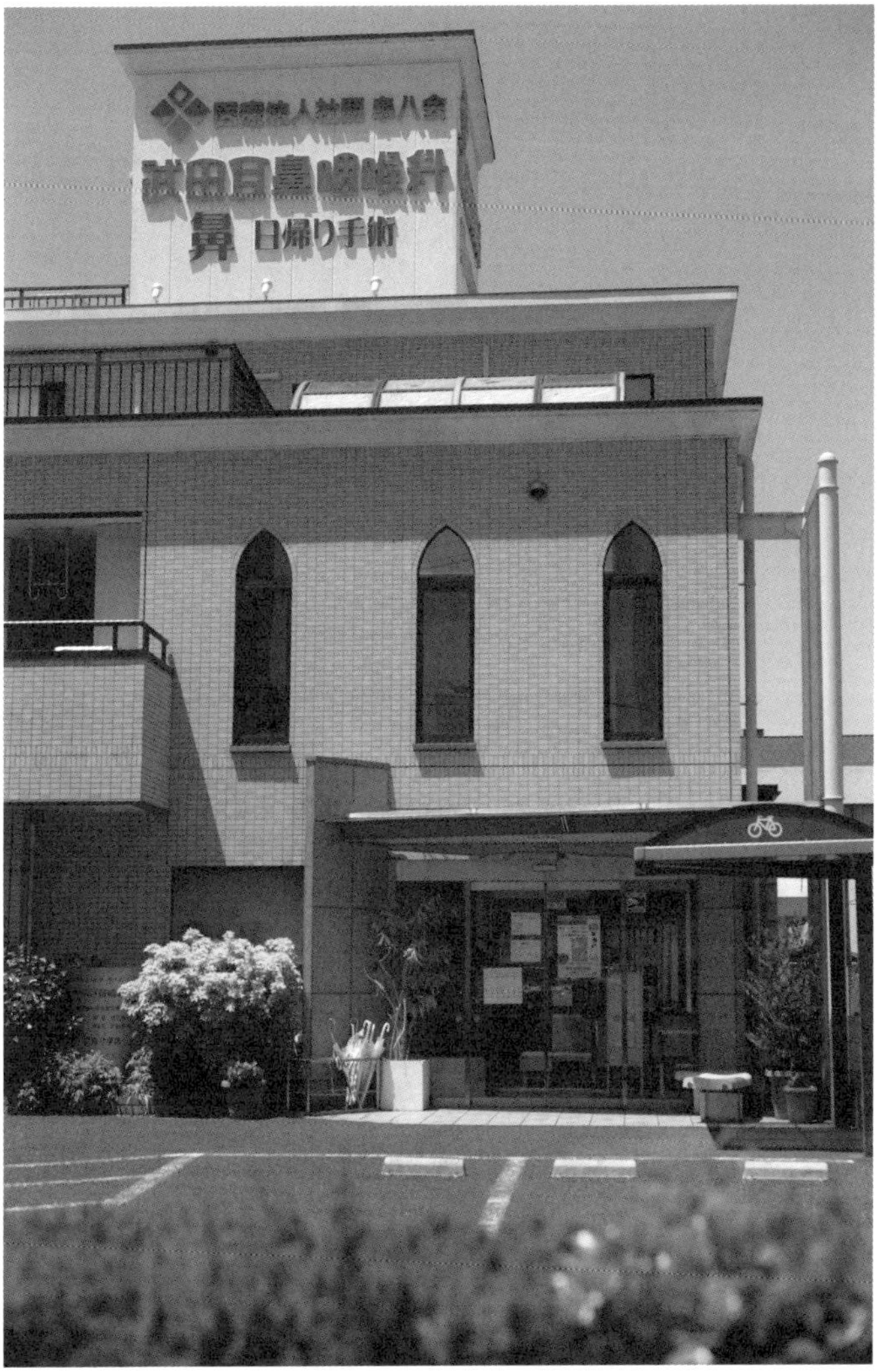
鼻
日帰り手術

開業という選択

結婚式前夜の「青天の霹靂」

処女作『副鼻腔炎 アレルギー性鼻炎 花粉症にもう悩まない 鼻の日帰り手術』（かざひの文庫）でも書きましたが、あらためてわたしが武田耳鼻咽喉科を継いだときの話をします。

実家のクリニックを立ち上げた父は、正直に言えば、かなりぶっ飛んだ人でした…。よりによって、わたしの結婚式の前夜、家族で最後の食事をしているときに、

「俺は半年後にはクリニックをやめる。お前たちが継がないのなら、Ｍ＆Ａをする」

と言い出したので、みんな

「え？」

と固まってしまったのです。結婚式の前日にとんでもない爆弾を投げられたので、もちろん喧嘩になりました。

当時のわたしはもっと手術をしたいと思っていましたし、同じ耳鼻科医の弟は留学する夢があったので、２人ともすぐに継げる状況ではありません。せっかく続けてきたクリニックを手放すのはもったいないので、きょうだいどちらかが継ぐまでの間、院長先生を務めてくれる人を雇う話もありました。

いまも忘れない、人生を変えたひと言

でも、日大にいるときにお世話になった外科の先生と食事へ行ったときに、わたしは継ぐことを決めることになります。

その先生の手術はとても手際がよく、上手で、相当な件数をこなしていて、医療ドラマの監修もするような方でした。

もっと手術をしたかったのだと思うのですが、ご実家の大きな病院を継ぐことになり、大学をやめた経緯があったのです。その先生にわたしの実家について相談をしたところ、

「継ぐタイミングは、自分が考えるタイミングではなく、やってくるものなんだよ」

と言われ、衝撃を受けました。

そして、自分が何をしたいのかあらためて考えたところ、鼻の手術を続けることだけであることがわかったのです。

大学病院へ勤めることにこだわりはなく、出世する気もまったくなかったので、

「じゃあ、鼻の手術ができるクリニックをつくろう！」

と決めました。

人生は、本当にわからないものですね…。

覚悟を決めたわたしは、銀行からお金を借りて、すべて改装して、手術室もつくり、新しいクリニックづくりを進めていったのです。

努力と野心で人生を切り拓く

実家のクリニックは、いま思えば継ぐべくして継いだのかもしれません。

大事なポイントでいいご縁に出会ったり、アドバイスや助言してくれる人が出てきたりして、パズルのピースが揃っていったような感覚です。

わたし自身も努力をしましたが、それだけではなく、まさに「いい球」が飛んできたように思えるのです。

振り返ると、わたしは人との出会いに恵まれていて、悪いことがあったその次には、かならずいいことが起きてきました。

悪い出来事が起こると、素早く違う動きをしてきたのが、よかったのかもしれません。愛読書である林真理子先生の『野心のすすめ』に共感できるのは、

「やって後悔したい」

「人生をやり直せるのは自分しかいない」

という考えです。

結局のところ、自分の人生、自分がやるしかありません。

自分で動き、努力していなければ、チャンスの神様はまず訪れないでしょう。

しかも、チャンスの神様には前髪しかないと言われているので、やって来たらしっかりと掴んでおかなければいけません。

後ろ髪をつかむことはできないからです。

努力に加えて野心がなければ、人生もいい方向にうまく回っていかないもの。そして、挑戦し続けた結果、いったん回りだすと、運がついてくるものです。

日々努力していなければ、チャンスをつかむことなどできませんし、そもそもチャンスもやって来ない。

そのスタンスは、これからも大事にしようと思っています。

負の出来事によって自立できることもある

開業したあとは、順風満帆…と行きたかったのですが、トラブルがあっていろいろな人からご意見をいただくこともありました。

そのときに感じた悔しさ、自分の未熟さへの反骨心こそが、わたしの野心の入り口であり、意識改革をすることになった出来事でした。

同時に、女性として、開業医の院長として、自立して生きていかなければならないと考えさせられたのです。

その出来事がなかったら、わたしはずっと自立できておらず、チャンスもつかめなかったのかもしれません。

いまとなっては、必要な出来事だったのでしょう。

自分で動き、努力すること

自分は何をしたいのか？
…出世？　得意分野を活かした開業？　etc

↓

「やらなかったことによる後悔」
よりも、
「やって後悔」

↓

トラブルがあっても、
悔しさ、自分の未熟さを
反骨心に変えよう!
(野心のすすめ)

コラム２／離婚率増加と、キャリア形成の必要性

選択肢を広げるために、キャリアを持っておこう

女医という職業には、３分の１の法則というものがあり、これは「未婚：既婚：離婚の割合がほぼ同じになっている」というものです。

肌感覚としては、離婚率が上がっているように感じます。

その背景には、「結婚していること＝安定」という世の中ではなくなっている、という社会情勢も影響しているのではないでしょうか。

不安定な世の中だからこそ、女性もしっかり自立していかなくては厳しいと言えます。この意識が、キャリアを築くことにつながっていくのです。

できる限り長く働ける選択肢を持っておくことで、最悪の事態への備えにもなるでしょう。

もしご自身がずっと専業主婦で、特段のスキルを持たず選択肢がほとんどない立場なら、仮にパワハラ、モラハラの夫であっても、別れて暮らしていくことが難しく、我慢するしかなくなってしまいます。

離婚を選択することさえ、できません。

そうならないよう自分の選択肢を広げておくためにも、しっかりとキャリアを積んでおくことは欠かすことができないのです。

「3分の1の法則」が当てはまる業界はほかにもたくさんある?

ところで、「3分の1の法則」が当てはまる仕事は、もしかすると女医だけではないのかもしれません。

女性が「キャリア」と「家庭」を両立するのが難しい業界は、ほかにもたくさんあるのではないでしょうか。

出産をして復帰しても、

「こっちは大変なのに、あの人は時短勤務で、当直もしてくれない…」

とまわりから言われてしまえば、やはりイヤな気持ちになりますよね。

自分がそのような環境にいると感じたら、戦略的に考えて動いていかないかぎり、結婚も出産も難しいかもしれません。

さもなければ、あっという間に歳をとり、何もできなくなってしまいます。

もちろん、結婚・出産をしてもキャリアを築いていきたいと思っていながら、どうすればいいのかわからず、迷いのなかにいる女性も多いでしょう。

一方で、わたしと同じようにキャリアを切り拓いてきた、もしくはこれから切り拓いていこうと思っている人たちも、多いのかもしれません。

本書がそのような人たちの背中を押すことになれば、もしくは一緒に立ち向かう「同志」と思っていただければ、とてもうれしく思います。

「キャリア」の必要性

離婚率が上昇…?

↓

「結婚＝安定」ではない!
女性も自立を!!

↓

選択肢を広げるために、
キャリアをしっかりと
積んでおこう!

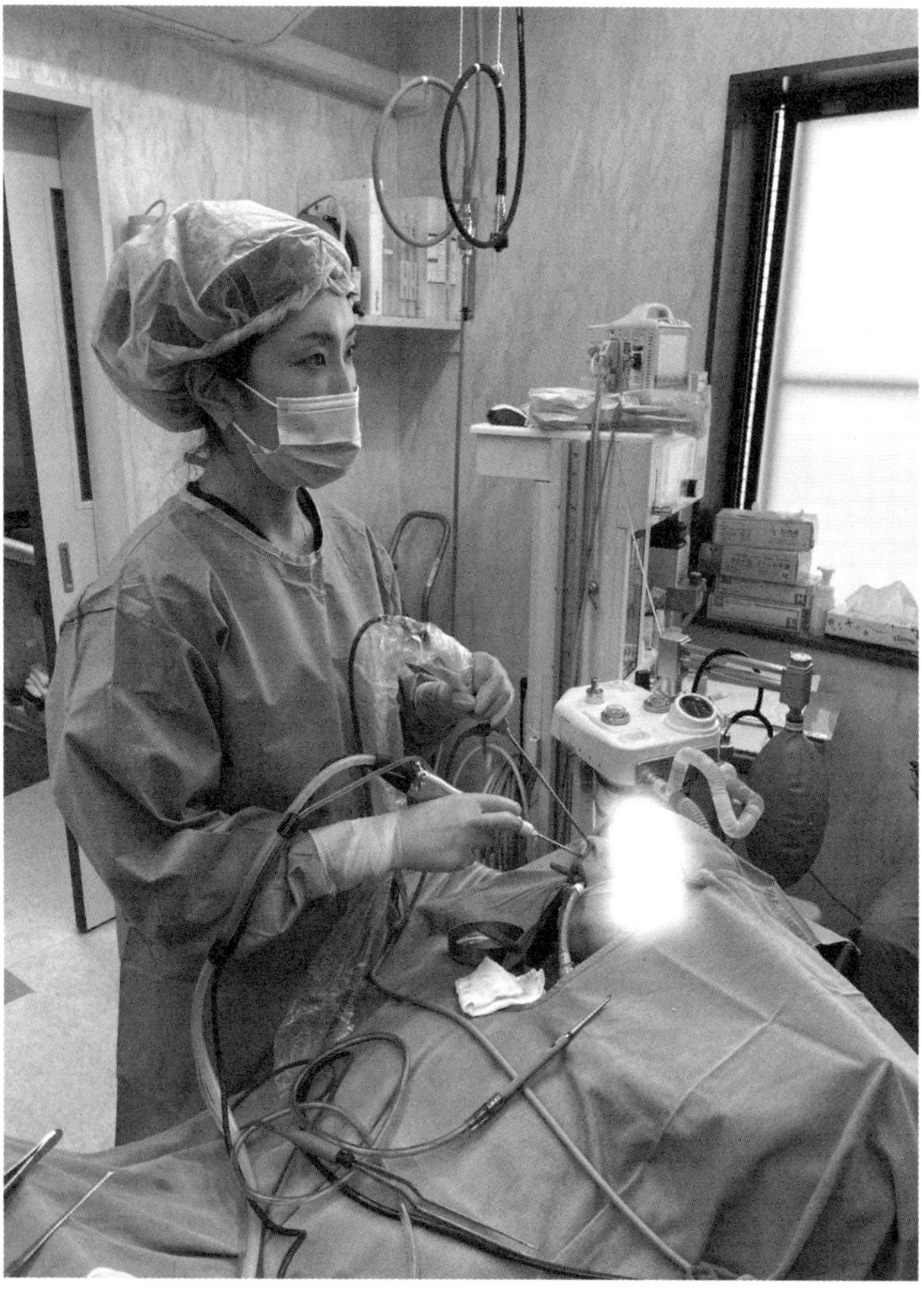

第3章　医療業界で選ばれる人材

ほしいものは、早く手に入れる

未来から逆算し、優先順位をつけて考える

本章では、章タイトルの通り、医療業界で必要とされる人材についてお話しします。

これは人から言われて最近気づいたのですが、わたしはどうやら、未来から逆算する思考をしているようです。

もともと子どもを2人ほしかったので、とくに2人目は、ひとり目を産んでからすぐに動き出しました。

とは言え、実際にはすぐに2人目ができるかもわからないうえに、産む時期も考えなければいけませんでした。

仕事をバリバリとこなしながらいつ出産するかは難しい話なので、若いうちから優先順位をつけて考える習慣が必要でしょう。

耳鼻科医の場合、花粉症の時期は来院患者が多い繁忙期になるので、その時期はなるべく外さなければいけません。

ひとり目を産んだのが、一番時間をとりやすいのが夏だったので、2人目も流れのわかっている夏なら仕事に穴を開けなくて済む、と逆算で考えて、すぐ動き出したのです。

もっとも、結局夏ではなく、４月に出産することになったのですが。

わたしが、明確な目標を決めなければ行動できないタイプだからかもしれませんが、逆算で考えなければ、なかなかほしいものは手に入りません。

逆算で考えて、やらずに後悔するよりもやって後悔したほうがいい、とは思いませんか？　これは、わたしのモットーです。


決断は早く！


医師にもいろいろな人がいますが、わたしの場合、決断や動き出しが早いと言っていただくことが少なくありません。

開業やクリニックを継ぐタイミングも、とても早いものでした。最近クリニックの開業年齢を調べたところ、平均は42歳とのことでしたが、わたしの場合は結婚した２０１７年、31歳の頃に、継ぐことを決めています。

ちなみに一般の開業医の平均年齢が60代で、全業種を含めた開業の年齢は43歳と聞いたことがあります。

考えすぎていては、あっという間に時間が過ぎていきます。

先のことを考えて早く決断し、予定を前倒しにして動いていくことが、とても重要なのではないでしょうか。

決断は早く!

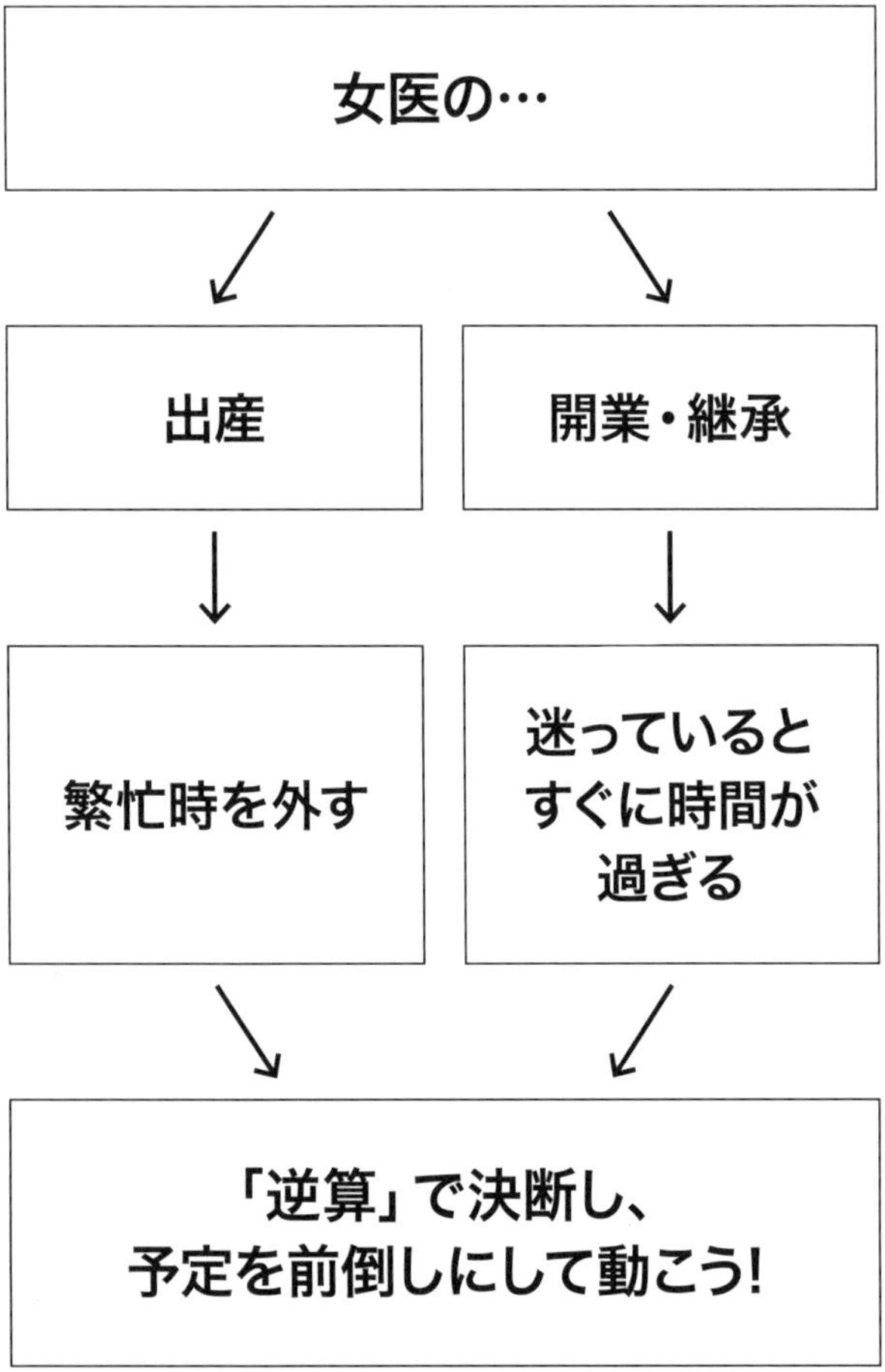
女医の…
出産
開業・継承
繁忙時を外す
迷っていると
すぐに時間が
過ぎる
「逆算」で決断し、
予定を前倒しにして動こう!

採用の決め手は人間性

採用の目安になるポイントとは

どの組織でも同じことですが、採用に関して「人間性」は重要なポイントです。

やはり、「性格がよさそうな人」を選びたいものですが、面接だけではどうしてもわからないこともあります。

とは言え、一定の目安は必要です。

当院の場合、規則やお金についていろいろと細かく聞いてくるような人は外し、最近では家族構成に違和感がないかどうかも見るようにしています。

そしてもうひとつ大事なことは、転職の回数が多くないこと。

目安として、３年の間に2回以上転勤や転職をしている人は、採用されにくいのではないでしょうか。

なぜなら、転職はクセになってしまうからです。

これらは、ほかの医療関係機関であっても、どの業種の企業であっても例外ではないでしょう。

当院では、採用して試用期間を置き、２週間ほど様子を見て、もし合わない場合はこちらからお断りしています。

少し冷淡に思えるかもしれませんが、やめる場合はお互いに早いほうがいいからです。

自分の都合を優先する人は、どこへ行ってもいい仕事ができない

2週間ほど様子を見たうえでお断りするタイプとして多いのが、

「これ、わたしの仕事ですか？」

と言ってくるような人です。このようなタイプの人は、まず続きません。

当院のような規模の大きくないクリニックでは、大病院とは違い、もし医療事務として入っても、機械などを洗浄してもらうことがあります。大きな組織でなければ、スタッフの役割は多岐にわたるものなのです。

そのような環境のなかで、

「わたしは事務職で入ったのに、こんなことまでしなければいけないのですか？」

と、機械を洗うのを嫌がる人もいるのです。

募集要項に、すべての仕事が書かれているわけではありません。多少枠組みをはみ出したことも含めて、仕事なのではないでしょうか。

ところが、

「わたしは、採用時の就業ルールに書かれていないことはしません」

というスタンスの人は、決して珍しくありません。

当院のような組織では、大病院よりも個人の行う範囲が多くなりがちです。

その分、お給料を多少なりともよくしているつもりなので、一長一短あるものの、規模の小さいクリニックでは、臨機応変に動くべき場面が大病院よりも多いということは、知っておいてほしいところです。

そこを汲み取ってくれる人には、安心して仕事をお願いできますが、完全に
「いや、わたしの仕事はここまでなので！」

と枠を決めてしまう人には、仕事を頼みにくいものです。

しかも、その発言を受けて感化される人も少なくないので、

「どうしてあの人はやっていないのに、わたしがやらなければいけないのですか？」

と、まわりにも悪影響を及ぼし、士気を下げることにもなりかねません。

新しい環境に順応する努力も必要

人間関係に過敏な人もいますが、社会で暮らすなかで人と関われば、いろいろなことがあるのは当然のことではないでしょうか。

なかにはクセの強い人もいますが、わたしはあまり譲歩しすぎないようにしています。

新しい場に身を置いたからには、順応する努力も必要でしょう。

馴染む努力をせず、文句ばかり言っていては、どこへ行っても難しいのかもしれません。

採用される決め手

「人間性」は重要

↓

●自分の仕事に制限をつけない
●転職回数は少ないほうがいい

↓

小規模のクリニックなら、
多少枠をはみ出した業務も
「仕事」のうち

↓

新しい環境に順応する努力も
大切なこと!

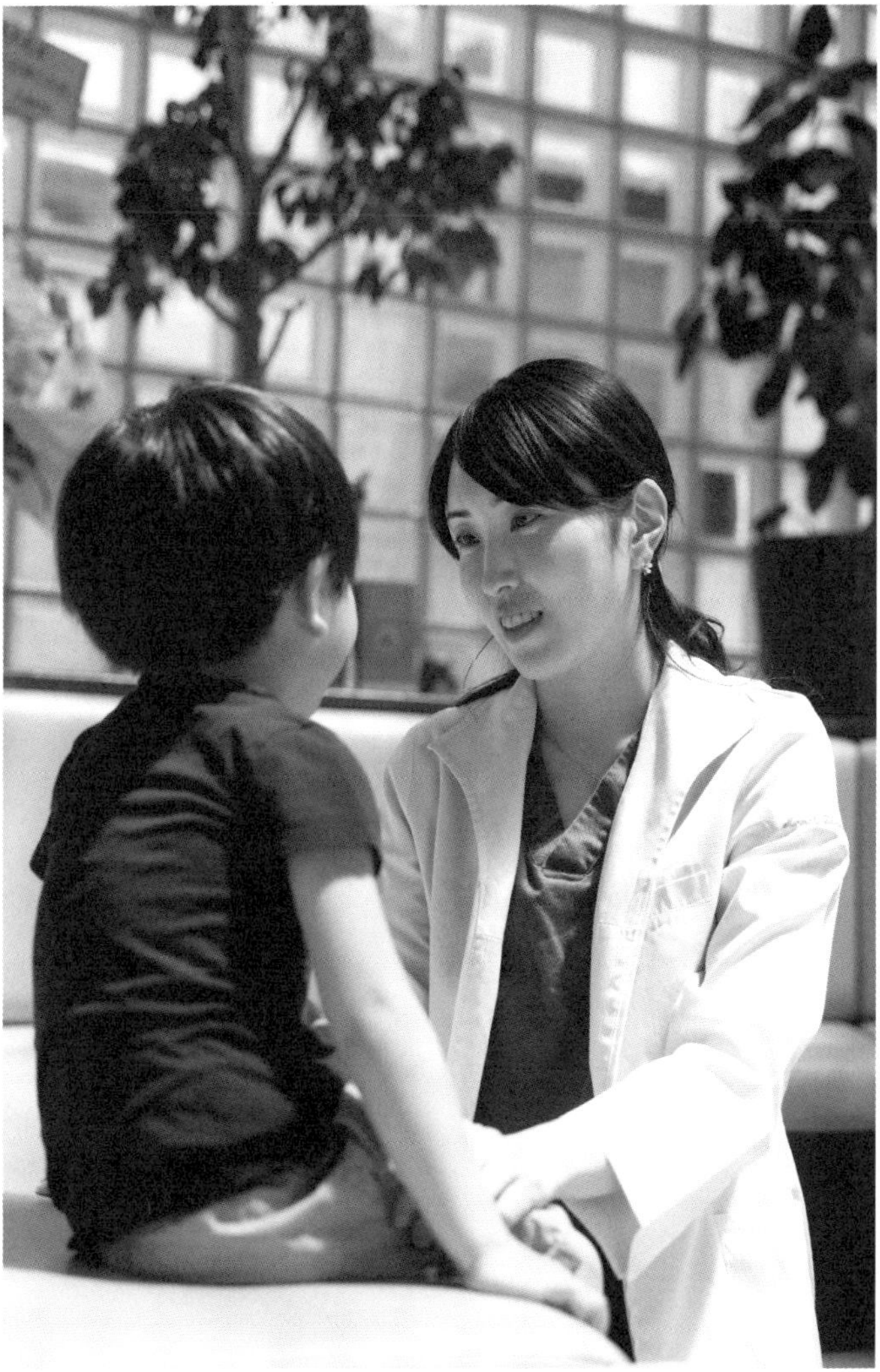

必要とされる看護師の資質

看護師のスキルには幅があり、採血ができなければ難しい

大学病院で働く人とクリニックで働く人とでは、違いがあって当然です。

ただ、大学病院で働いていた看護師がみんな優秀ということはなく、融通が利かない人もいて、とくに看護師は「幅」が大きいと感じています。

ちなみに、わたしが優秀と思う看護師の要素は、

①スキルがあること
②知識があること
③言われたことを素直にやること
④責任感を持っていること

の4つです。

わたしが当院の看護師に求める具体的なスキルは、耳鼻科なので

・子どもの採血ができること
・心電図をとれること
・患者に失礼のない態度で接すること

の３つ程度です。

ところが、じつはこれができない人が本当に多いのです。

心電図をとる電極を逆につけてしまう派遣の看護師も、珍しくありません。

「ここまではできるだろう」

と思ってお願いしているので、できなければ診療が止まってしまうのですが、それができない人も多く見られます。

また、わからないことを確認せずに、勝手に患者へ伝えてしまう人もいて、これはトラブルの元になりかねません。

医療事務担当者のほうが幅は少ないのですが、看護師は、実際に働いてもらわないとわからない部分が多く、当たり前のように

「採血ができません」

と言ってくる看護師がいるほどです。

採血ができなければ、医療事務担当者と何ら変わりありません。

また、わたしたちは大学病院と違い、教育機関ではないので、即戦力になってもらわないと困ります。

何と言っても、患者を不安にさせてしまうことは、絶対に避けたいことなのです。

はじめの頃は、せっかく来てもらっている看護師に採血の仕方を教えはするものの、結局は患者

の腕を使って経験を積むしかないために、いつまでもできなければ「ここの病院、大丈夫なの？」と患者を不安にさせてしまいます。

当クリニックのような規模では、そのようなことに時間をかけていられないのではないでしょうか。

責任感に関して言えば、派遣でお願いした看護師がドタキャンをすることが多いことを、とても残念に思っています。

派遣をお願いするのは、もちろん人員を必要としているから。そんなときにキャンセルされてしまうとクリニック側が困るのは、少し考えればわかることでしょう。事情もあるとは思いますが、決して難しいことを要求しているわけではないことを、多くの人に理解してほしいところです。

自分で「できない」と線を引いてしまう人も、難しい

子どもの採血も、同様です。

アレルギー性鼻炎を発症したお子さんについて、アレルギーの原因を調べたいという希望がある場合は、血液検査をします。

でも、お子さんは血管が細く、また動いてしまう可能性もあるため、ひとりでは採血できない看護師が多いのです。

ただ、アレルギーの原因がスギ花粉やハウスダストであれば、舌下免疫療法を提案すべきケースなので、血液検査はぜひ行っておきたいものです。

どうしても採血をしたいときに看護師が対応できなければ、大勢の患者が待っているときには採血のオーダーを中止せざるを得なくなってしまいます。

これは、アレルギーでつらい思いをしている患者にとって、間違いなくマイナスになることでしょう。

ちなみに、大人の採血をする場合でも、肥満の人であれば難易度が高くなります。

でも、難易度が高いことができるかできないかは、「スキル」の問題ではなく、「やる気」の問題ではないでしょうか。

必要とされるスキルを身につけられるかどうかは、もともと持っている能力ではなく、本人のやる気次第なのです。

やろうと思えばできるはずなのに、「自分はここまでしかできない」とストップをかけて線を引いてしまえば、できるようにはなりません。

患者のつらさを取り除く、といった目的を持っているかどうかが、大きな分かれ目なのかもしれません。

子どもの採血では泣いてしまうこともあるので、なだめながら行う力も必要になります。

ある程度の経験値が必要でありつつ、「やる気」を持って、力をつけていく努力も求められるのではないでしょうか。

必要とされる看護師

①スキル
②知識
③素直さ
④責任感

「やる気」を持って取り組めば、
できるようになるはず！
「自分はここまで」と
ストップをかけない

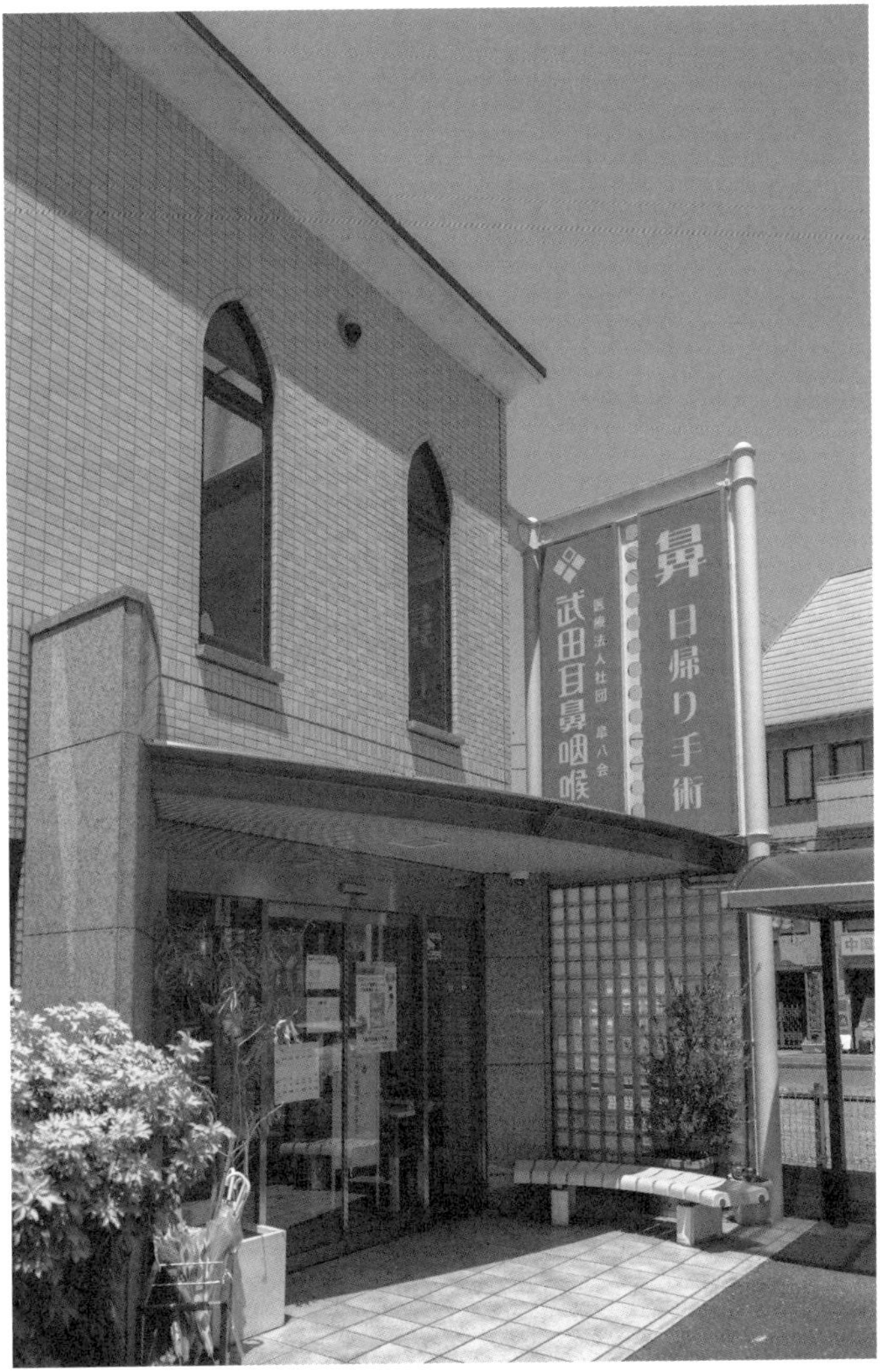
鼻
日帰り手術
武田耳鼻咽喉

必要とされる医師の資質

目の前のブームなどに踊らされず、ベースになるものを明確にしよう

目の前にある「おいしいところ」だけを見てしっぺ返しを受けるのは、コロナ特需に乗っかった一部の看護師だけではありません。

研修医が終わったばかりなのにもかかわらず、目先の年収だけを見て、美容医療へ進む医師も同じではないでしょうか。

でも、形成外科的な処置や手術などの技術がともなわない状態で美容医療に進んでも、決していいことばかりではありません。

できることと言えば、脱毛やヒアルロン酸注入をする程度…ということでは、将来は尻すぼみになってしまうでしょう。

収入はよかったとしても、やりがいを感じられないことならば、長続きしないのではないでしょうか。

ブームに乗った行動をするにしても、しっかりとしたベースがあるような人でなければ、長く稼ぎ続けることはできません。

わたしのクリニックでは、もちろん丁寧な診療を行うことが大前提ですが、「手術」というベー

スがあります。

鼻の日帰り手術ができるというベースがあったうえで、プラスアルファのことに取り組んでいるのです。

そして、いまの状態に安心してとどまらず、ベースになるものをどんどん増やしていきたいと思っています。

とくに女医が長く活躍するためには、具体的で、なおかつわかりやすいベースをつくらなければいけません。

「あなたのベースは何ですか？」

と聴かれて、

「丁寧な診療です」

「専門医です」

と答えても、抽象的なため、よくわからない印象を与えてしまうかもしれません。

「自分だからできる」

という明確なベースを持ったうえで、新しいことに取り組まなければ、難しいでしょう。

女医だからといって甘えない人は、必要とされる

医療に関わるからには、

「報酬が高いものを仕事にしたい」

「都合よく休めるかどうかを重要視したい」

といったスタンスでは、うまくいきません。

わたしが一緒に働きたい人をあげるなら、仕事の時間はしっかりと働き、仕事が終わったら育児などに専念する人です。

一方で、仕事の時間とプライベートの時間がごちゃ混ぜになっている人は、大丈夫だろうか…と思ってしまいます。

だからこそ、しっかりと仕事をしたい人に対しては、女医であろうと看護師、医療事務であろうと、わたしなら全力でバックアップします。

女医も、

「わたしは女性だから…」

と、制度などに甘えないほうがいいのではないでしょうか。

やる気があるなら、一生懸命働くべきでしょう。

やる気を持ってがんばっていれば、かならずまわりにあなたを応援してくれる人があらわれるはずです。

わたしのクリニックで一生懸命に働いていただけるのであれば、やる気と行動力のある人には全力で走れる最高の環境を用意しますよ。

必要とされる医師

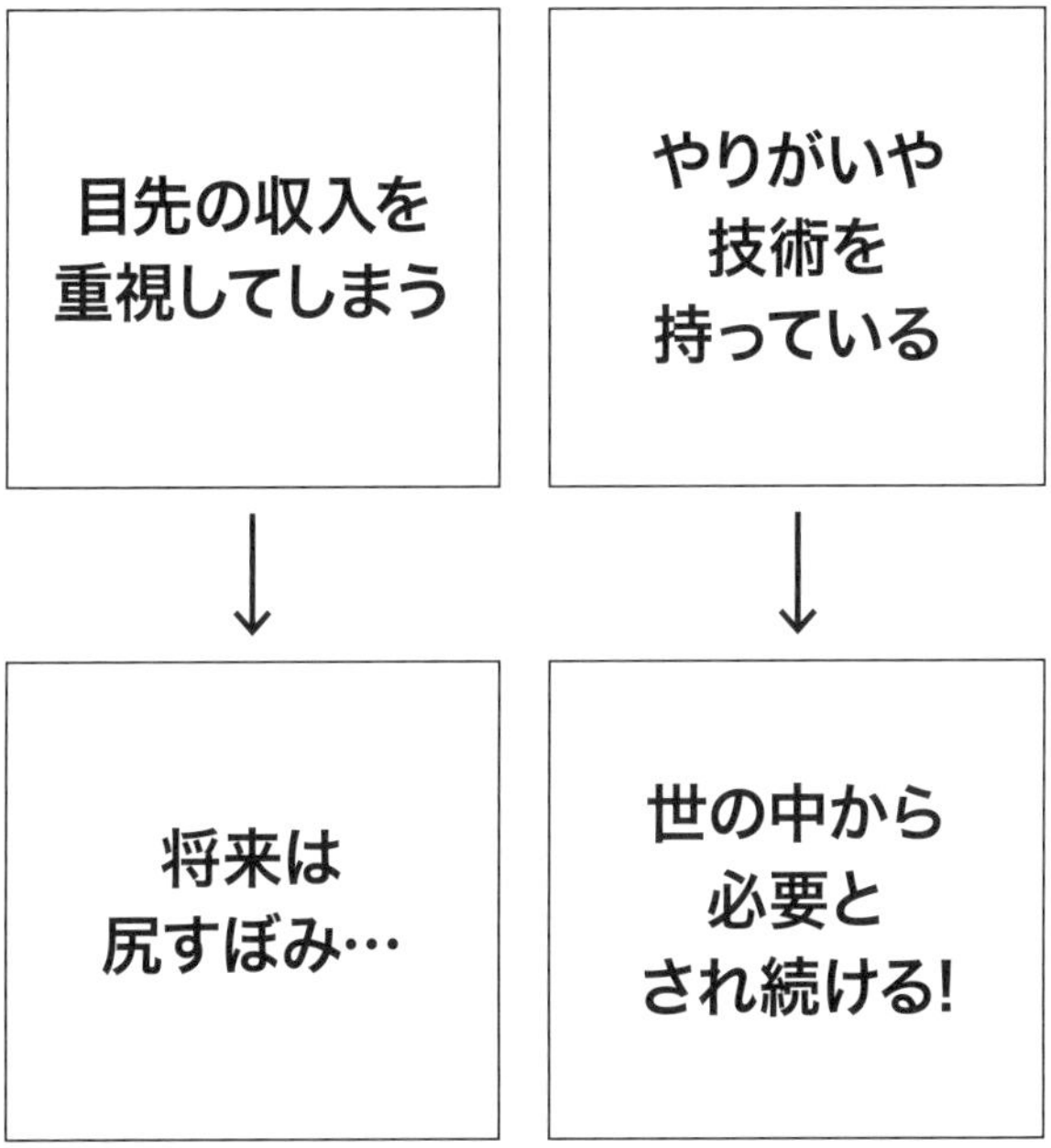

ベースになるものを
どんどん増やそう!
女医は、「女性だから…」
と制度に甘えない

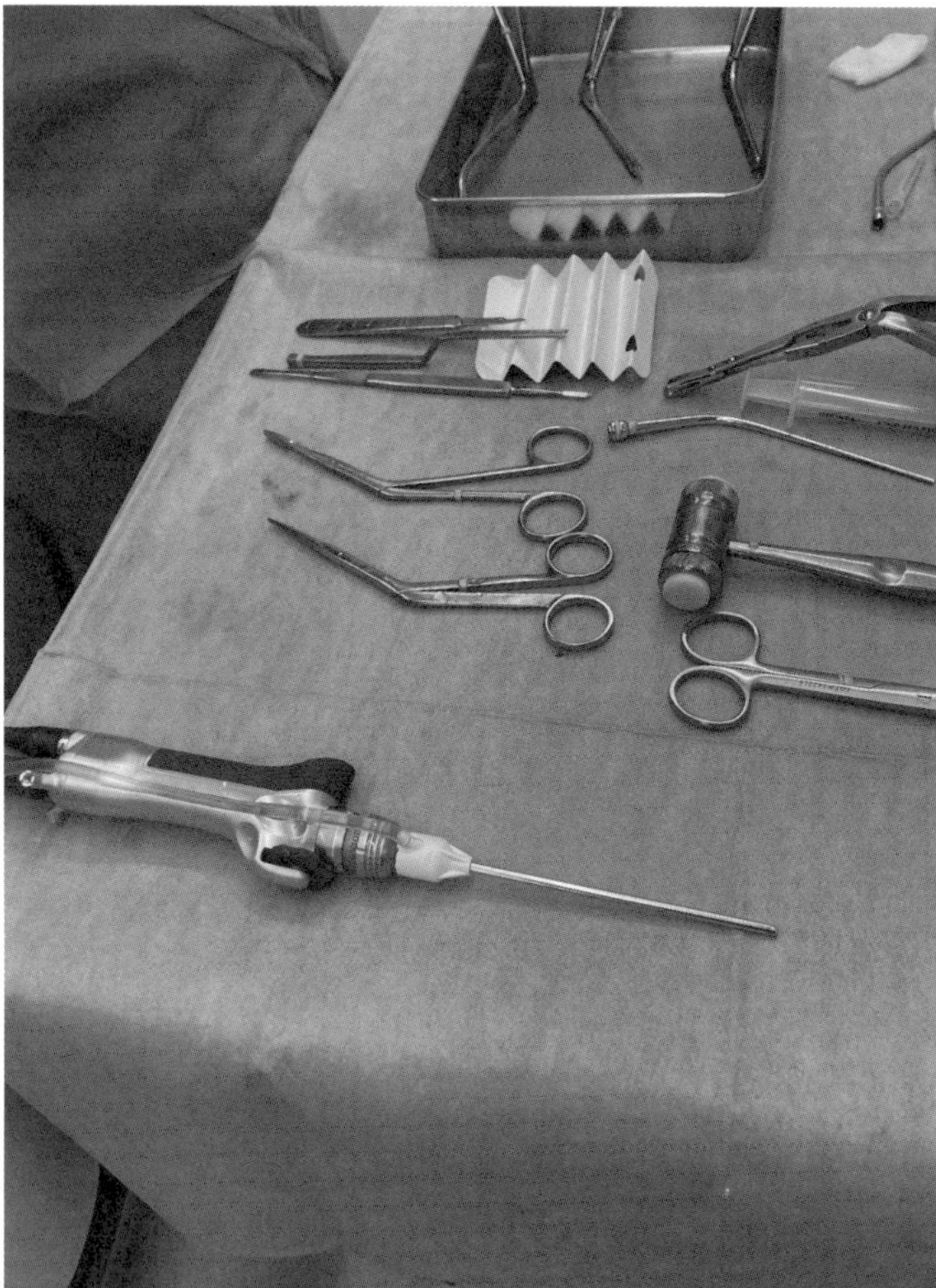

学歴コンプレックスをスキルでカバーできる人は選ばれる

生き残るためには腕を磨くこと

業種によっていろいろな特徴があるとは思いますが、とくに医師の世界では、「学歴」がどうしてもついて回ります。

じつはわたしは、学歴コンプレックスを持っていました。

わたしが在籍していた埼玉医科大学は、私立の医大として、決して非常に高いランクとは言えません。

もっと優秀な大学はいくつもあります。

この学歴コンプレックスを乗り越えるためにはどうしたらいいのか、わたしはずっと考えていました。

そして下積み時代に、目先のお金や休みなどではなく、とにかく技術を磨こうと決めて、取り組んだのです。

厳しい世界で生き延びるには、ただ流されるのではなく、何らかの腕を磨き続けるしかありません。

ただ、自分にしかない腕を磨くだけなのです。でも、それができたら、きっと生き残っていけるでしょう。

打ち込めるものを見つけよう

下積み時代に心血を注ぎ、打ち込んだ仕事は、ずっと力になるはずです。

わたしも下積み期間は長かったのですが、つらいと思ったことはほとんどありません。打ち込めることがあるのは、純粋に楽しいものでした。

鼻の手術がどんどんうまくなっていくことにとても手応えを感じ、もっと技術を習得したいと思ってひたすら取り組みました。

それが将来、何につながるのかまでは、イメージしていなかったのですが…。

その頃は、開業をして鼻の日帰り手術を行うとは思っておらず、とにかく尊敬する先輩の女医についていくのが精一杯で、必死にやっていただけです。

いまになって思うのが、打ち込めるものを見つけることの大切さです。

わたしが進路を決めるときは、耳鼻科一択ではありませんでした。

先述しましたが、ほかにも候補があるなかで、さまざまなことを考えて、耳鼻科を選択したのです。

いまはおかげさまで鼻の日帰り手術によってクリニックの認知度が上がり、多くの方に必要とされていますが、最初からいまの状況を見据えていたわけではありません。

世の中には、打ち込めるものを見つける人と見つけられない人に分かれると、わたしは考えています。心血を注げるほどのものを自分で見つけ出す、というスタンスを持ち続けることで、何らかの活路を見出せるのではないでしょうか。

わたしの根底には、第一志望に受かったことがないという学歴コンプレックスがあり、優秀な医師に囲まれるなか、人よりがんばらなければ…という想いがあったからこそ、打ち込むことができました。

埼玉医科大学を卒業して、そのまま大学に残ったとしたら、ステージアップできなかったかもしれません。

まわりに知っている人も多く、学生の頃見学に行った病院などで働くわけなので、先々の未来がイメージできました。

でも、そこから抜け出して、自分がどこまで行けるか試してみたかったのです。自分の見えていない世界を見てみたい、という気持ちもいっぱいでした。

結果的に選択肢が広がったのは、幸運なことでした。

むしろ、もっと上の大学へ進学し、高い学歴がついたとしたら、

「もう大丈夫！」

と慢心して、あまり努力をしなかったかもしれません。

働くことに学歴は関係なく、下剋上を起こすチャンスとも言えるでしょう。

学歴コンプレックスは多くの人が持っている

学歴コンプレックスがある人は、意外に多いようです。

まわりの人から見たら、コンプレックスに感じないような学歴を持っていても、本人は気にしているというケースは多いのです。

もし、あなたがわたしと同じように学歴コンプレックスを感じているとしたら、スキルを磨いて強みにしていくことです。

そのためには、自分の何を伸ばしていけば生き残っていけるかを、客観的に考え、実際に動くことが必要となるでしょう。

身体で覚えて経験を重ね、できる領域を増やしていくことで、生き残っていくことができるのです。

進学など、ほんの最初の出来事に過ぎません。

そのあとの人生のほうが長いわけですから、若いうちに、本当はお金を出してでも、経験を買いに行ったほうがいいでしょう。

ある程度お金を持っておくこと、お金を稼ぐことも大切なのですが、経験に代わるものなどありません。

お金と経験を天秤にかけることはやめましょう。

若いうちはいろいろなことにトライして、経験を重ねることのほうが重要です。最初からお金を求めてしまうと、大事なことを見失ってしまいかねません。

また、かならずしも高学歴の人が成功したり、稼いでいたりするわけでもありません。成功や収入は、頭のよさだけに比例するものではないのです。

もっと長期的に考えたときに、あとからでも武器として身につけられるものは何なのかをしっかり見て、これならずっとやっていける、ずっと活躍していける、と思えることを見つけて、磨いていくことです。

自分をずっとブラッシュアップしていくことは、欠かせません。

なかには、

「お金があるから、私立の医大に入れたのでしょう」

といったことを言われた経験がある人もいるかもしれません。これはわたしに限らず、よくあること。

足を引っ張る人も、少なからずいるものです…。

でも、ある縁を活かしてしっかりと稼ぎ、嫉妬されるほどのポジションに就けばいいのです。

当時のわたしは本当にメンタルが弱かったので、落ち込むようなこともたくさんありました。マインドが変わったのは、本当に最近のことです。

突き抜けてしまえば何も言われなくなります。

突き抜ける過程のなかでつらく感じることもあるでしょう。

でも、本物を提供している人が絶対に残るのです。

これは、ぜひ知っていただき、活かしてほしい考え方です。

足りないところを補うのは早いほうがいい

学歴以外にも、何らかのコンプレックスを抱えている人は多く、その度合いは人それぞれなのかもしれません。

コンプレックスを克服するには、たとえば自分に足りていないところは何か、どのように補えばいいのかを、人生の早いうちに考えておくことです。

わたしは中学から大学までテニスをしていましたが、中学のテニス部の顧問から言われたことがあります。それは、「みんなは褒めれば伸びるけれど、お前は怒ったほうが伸びるから」ということです。

そのときは腑に落ちませんでしたが、もともと負けず嫌いなので、普通の人よりも逆境で落ちたあとに上がる力が強かったのかもしれません。

一方で、わたしはメンタルがそれほど強くありません。

メンタルが弱いと思う人は、自分がどうしたら生きていけるかを考えて、磨いていくことも重要です。

最初からすべてが揃っている人はいません。どうすれば自分をカスタマイズして、上げていけるかを考えることが、大切なのです。

学歴コンプレックスは
スキルでカバー

学歴コンプレックスは、
「下剋上」のチャンス!

↓

打ち込めるものを
見つけよう!

↓

下積みのうちに心血を注ぎ、
自分にしかない腕を磨くだけ!

↓

ブラッシュアップは
欠かせない!!

「伸びしろ」が大きく、戦力になる人

仕事をおもしろいと思える人は伸びる

これまでに採用した人のなかには、もちろんはじめから優秀だった人もいます。

一方で、

「どうかな…」

と最初は思っても、だんだんと伸びて、戦力になった人もいます。

だんだん伸びて戦力になったのは、わたしのクリニックの仕事をおもしろいと思いながら取り組んでいた人です。

自分ができることを考えてやり抜くこと、やりがいを持って取り組めること。そして、自分が携わっているクリニックに自信を持てるかどうか。

これが、大きなポイントなのでしょう。

美容医療に行く看護師のなかには、施術を安く受けられる、という動機の人もいるようです。

そのような人は、仕事をやり終えたと思ったら、また転々と移動します。

たとえば、

「この先生は目の施術が得意だから、目だけこの先生に施術してもらうために働こう。次は、脂

肪吸引が得意な先生に安く脂肪吸引をしてもらったらやめて…」

という看護師もいるようです。

一緒に働くことを考えると、そういう人は採用したくないと思いませんか？

自分だけの利益ではなく、クリニックのことも考えられる人と、一緒に働きたくなるものではないでしょうか。

考えてみると、いままでいいなと思ったのは、こちらを向いてくれる人です。

もちろん、「こちら」を向いてもらうには、いいクリニックでなければいけません。そのためには、ほかと差別化をすることが必要です。

わたしのところには鼻の日帰り手術があるので、手術に協力してもらえるようなシステムをつくらなければなりませんでした。

実際、それに賛同してくれた人たちが残っています。

最初の頃はスタッフも、鼻の手術のことをよくわかっていなかったので、鼻のことや術式について、月に一度勉強会をしました。

それをきっかけに、

・鼻の手術でどんなことができるのか

・このクリニックで何を大事にしたいのか、

をわかってもらえたのではないかと思っています。

できる人に嫉妬せず、見習って仕事に取り組む資質は大切

最近、スタッフの向上心を垣間見た、とてもうれしいことがありました。

あるスタッフが、ほかの女性事務担当者のことを

「彼女は優秀ですね。わたしはまだそこまでできないけれど、がんばろう」

と言っていたのを耳にしたのです。

そのスタッフについては、仕事の処理速度を見ても、褒められた女性事務担当者のようにはできないだろうな、と思っていました。

でも、できる人を見習ってクリニックにより貢献しようとする気持ちは、雇う側としてはとても好ましく思えるものです。

できる人に対して嫉妬してしまう人も、少なくありません。

でも、そうではなく、見習うべき対象ととらえ、日々の仕事に取り組むことは、とても大事なことではないでしょうか。

それこそが、わたしが採用で重視する「性格のよさ」であり、この資質はどこへ行っても大切なこと。

もちろん仕事ができる人も大切であり、とても重宝されることは間違いありません。でも、人を見習って向上しようと思えるスタッフのほうが、多くのクリニックから必要とされる人材であるはずです。

全体を見てフォローできる人は重宝される

診察中は、まさに時間との戦いであり、なおかつ正確さも求められるので、円滑に場を回すようフォローしてくれる人は、とてもありがたい存在です。

たとえば、院内が相当混雑しているときに、話好きな年配女性が何回も同じことを言っているのに対して、

「はい、あとはわたしがお話ししますからね」

とうまく対応してくれるスタッフがいると、とても助かります。

また、資料の作成をお願いしたときにうまくまとめてくれていると、いま求められていることや、どうすればクリニックがスムーズに回るのかをわかっていて、言わなくても連携がとれているように感じられるので、うれしく思います。

つまり、全体を見て「いま必要なこと」をきちんと行ってくれている、ということがとても大切なのです。

クリニックも1つのチームなので、「チーム全体のなかの1人」という気持ちで働いてくれる人は、どこへ行っても必要とされる人材なのではないでしょうか。

なお、現在当院に在籍するスタッフは、何かを頼んだときにかなり早く対応してくれます。

そのような光景を見ると、わたしが大事にしてきたことがスタッフに根付いていることがわかり、とてもうれしく感じるのです。

「伸びしろ」が大きくて
戦力になる人の特徴

● 仕事をおもしろい
と思って取り組める

● 勤め先の医療機関
のことを考えられる

●「できる人」を見習って、
取り組める

● 全体を見て、
いま必要なことを行える

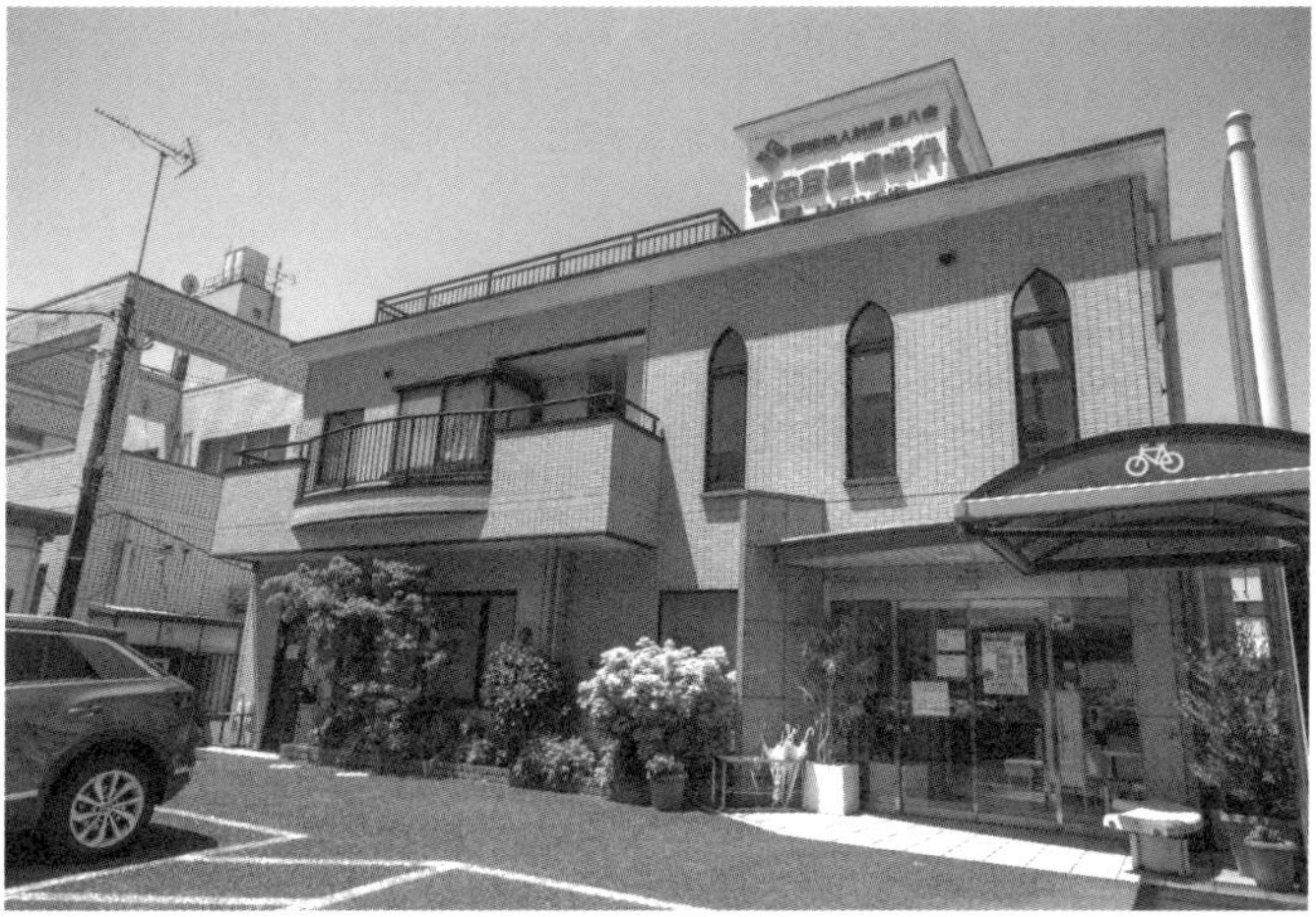

選ばれないのは、どんな人？

アピールばかりしていては、選ばれない

次は、「選ばれないタイプ」についてお話しします。

もし、あなた自身のキャリアで望む結果が出ていないとしたら、このどれかに当てはまっていないか、考えてみることをおすすめします。

多くのクリニックで見られるのは、

「わたしって、すごいでしょう？」

というタイプの人です。

このようなタイプの人は、選ばれにくいでしょう。いくら能力が高く、知識が豊富な人でも、

「わたしは、こういうこともできる」

「ほかの病院では、こういうこともしていた」

とアピールするような人には、なかなかまわりはついていきません。

時間を守らない人、感謝の足りない人も、選ばれにくい

また、時間を守れない人は、たとえ優秀な人であっても信頼されなくなります。

そのような人は残念ながら、もしかするとクリニックで仕事をすること自体、向いていないのかもしれません。

たとえば､遅刻が多いにもかかわらず大きな態度をとっていれば､ほかのスタッフから反感を買ってしまいます。

でも、当の本人は、残念ながら悪い評判が立っていることに気づいていないことが多いような気がします。

チームは持ちつ持たれつ。

ほかの人にカバーしてもらったら、

「ありがとう」

とお礼を伝えるのが筋です。

でも、悪評が立つような人には、感謝が足りず、上からものを言ってしまうタイプが多いように思います。

「自分は優秀だから、それでいい」

と勘違いしているのでしょう。

実際、優秀な人なのかもしれません。

でも、チームの和を乱すようでは本末転倒であり、その場で必要とされ続けることはないと考えるべきです。

チームのために動ける人が求められている

いまは、よほどの技術や売りになるものを持っていなければ、開業して運営し続けていくのも難しい時代です。

医師にしても、看護師や事務員にしても、チームのなかでいい働きをしようという気持ち、チームが目指しているものに近づくために自分に何ができるか、を考えて行動するスタンスがないと、いつか居場所がなくなってしまうでしょう。

与えられたことだけ、自分のできることだけを行っている時代は、もう終わってしまったということです。

与えられたことなら、ロボットでもできます。

その分、プラスアルファのことができないと通用しない、厳しい世の中になりました。

おもしろいもので、いまはどの業界でも同じようなことが起こっているようです。

たとえば、自分の能力を自慢し、我を通す人は、結果的にその場にいられなくなり、軒並みやめているとのこと。

一方で、素晴らしい理念を掲げ、スタッフがその通りに動いている組織は伸びていますし、わがままを通す人がいる組織は、その人が抜けることでチームがまとまるケースもあるそうです。

チームのために能力を磨き、その能力をチームのために活用する。そんな人が求められている時代と言えるのではないでしょうか。

「選ばれない」タイプの人

アピールばかりする
時間を守れない
感謝が足りない

↓

いくら能力が高くても、
優秀でも、
信頼されない

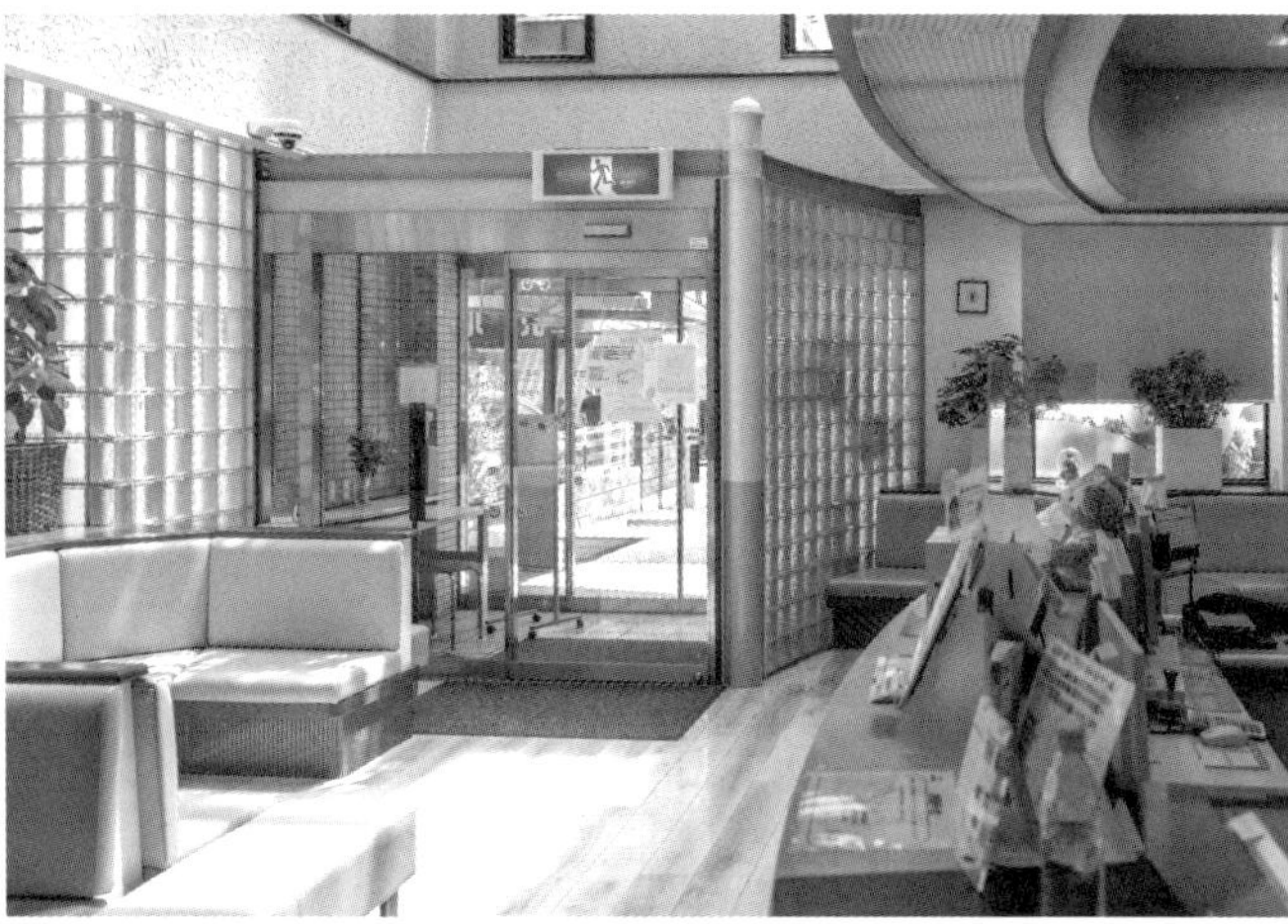

コラム３／年齢に関係なく必要とされる看護師とは

若いうちから腕を磨き、チームで動く意識があれば、長く働ける

知り合いの定年間際の看護師は、年齢の制限で、割り当ててもらえる仕事が限られてきているそうです。

いまから正職員になることは難しく、時短勤務の派遣をいくつもつなぐ働き方になっているとのことです。

長い人生を考えれば、若いうちにしっかりと働いて、先々に活きるような経験を積み、それなりの技術や売りを身につけておかないといけません。

お金を得るためだけに働き、必要とされるキャリアを積んでこなかった人は、どんどん先細りしてしまうでしょう。

もちろん、それは看護師だけに限った話ではなく、医師であっても医療事務であっても同じことです。

さまざまなクリニックで医師の募集をかけても、応募してくるのは50～60代の、コミュニケーション能力が低そうな気難しそうな男性が多いとのこと…。

いくら医師の資格を持っていたとしても、そういう人ははじき出されてしまう時代なのかもしれません。

看護師も、自分の腕を磨いてチームで働く意識で仕事に取り組んでいけば、まわりから信頼してもらえ、年齢にかかわらず長く働ける可能性が高くなります。

看護師に一番必要なのは、やはり経験です。

学校での勉強は2～3年間だけですが、大切なのはそのあと。

臨床でいろいろな先輩看護師や医師から話を聞き、体得することで、看護師としてのスキルがアップしていきます。

経験に基づくスキルを吸収している人とそうでない人との差は、50歳くらいになったときに、顕著に出てくるでしょう。

キャリアを中断することは、あまりおすすめしません。

仮にセーブするときがあったとしても、完全にお休みするのではなく、細々とでも社会とつながり続けておくこと、可能性を残しておくことをおすすめします。

若いうちに苦労をしておかないと、あとからでは取り返しがつきません。

年齢を重ねれば重ねるほど、まわりの人から何も言ってもらえませんし、誰も教えてくれなくなるものです。

資格に頼らず、キャリアを自己責任でつくっていこう

当院では、派遣の看護師に頼む日もありますが、困ることもあります。

採血などの技量のほかに、コミュニケーション能力も低い人がいる場合、その人にずっと来てもらいたいとは思えないのです。

看護師資格があるから、働ける場所はいくらでもあると思っているのかもしれませんが、実際にはあまり選択肢がないことに気づかなくてはいけません。

キャリアは誰かが教えてくれることではなく、自分で考えるものです。

他人ではなく自分の人生なのですから、自分の責任で、自分で決めて、早い時期に動くしかありません。

言ってもらえる若いうちに恥をかいておくことが、どれほど大切なことなのか、若い人たちには伝えておきたいところです。

若いうちの恥は、それほど気にすることはありません。

一方で、そこそこでいい、それなりでいい、という発想でいると、宙ぶらりんのまま流される人になってしまいます。

ラクをしたツケは、確実に自分へ返ってくるでしょう。

転職を「キャリアアップ」という言葉で誤魔化さない

ほかには、コロコロと転職を繰り返している人も、注意が必要です。

転職について、「キャリアアップ」という体裁のいい言葉に変えてしまう人もいますが、転職を繰り返すことは決して推奨されることではありません。

40歳前後の年齢で、5回以上の転職経験がある人は、高学歴であっても関係なく、必要とされにくいと考えましょう。

どの業種でもどんなに高学歴でも、転職を繰り返している人は途中から化けの皮が剥がれてきてしまい、2~3年でやめてしまう人がほとんどです。

1年目のうちは仕方がないと見逃されても、2年目になると、「あれ?」と思われることが増え、もっと状況がひどくなる前にやめる人もいます。

多いのは、3年いて完全に化けの皮が剥がれ、まわりへさんざん迷惑をかけてやめていく、というパターンです。

クリニックなどは、チームの人数も限られているので、出入りが多いと困ります。

わたしは、小さいチームだからこそ、1人ひとりの能力は高くなければいけない、と思っているのです。

「小さい組織だから大丈夫でしょう」

という考えの人もなかにはいますが、そうではありません。

小さい組織ほど、広い守備範囲をこなせることが求められます。

広い範囲を担当したくない、という考え方をする人は、大きな病院に勤めたほうがいいのではないでしょうか。

年齢に関係なく
必要とされる看護師

「そこそこでいい…」
「それなりでいい…」

↓

50歳くらいで大きな差に!

↓

「働けるところはたくさんある」
…じつは、あまり選択肢はない

↓

若いうちにたくさん恥をかき、
自分の腕を磨こう!

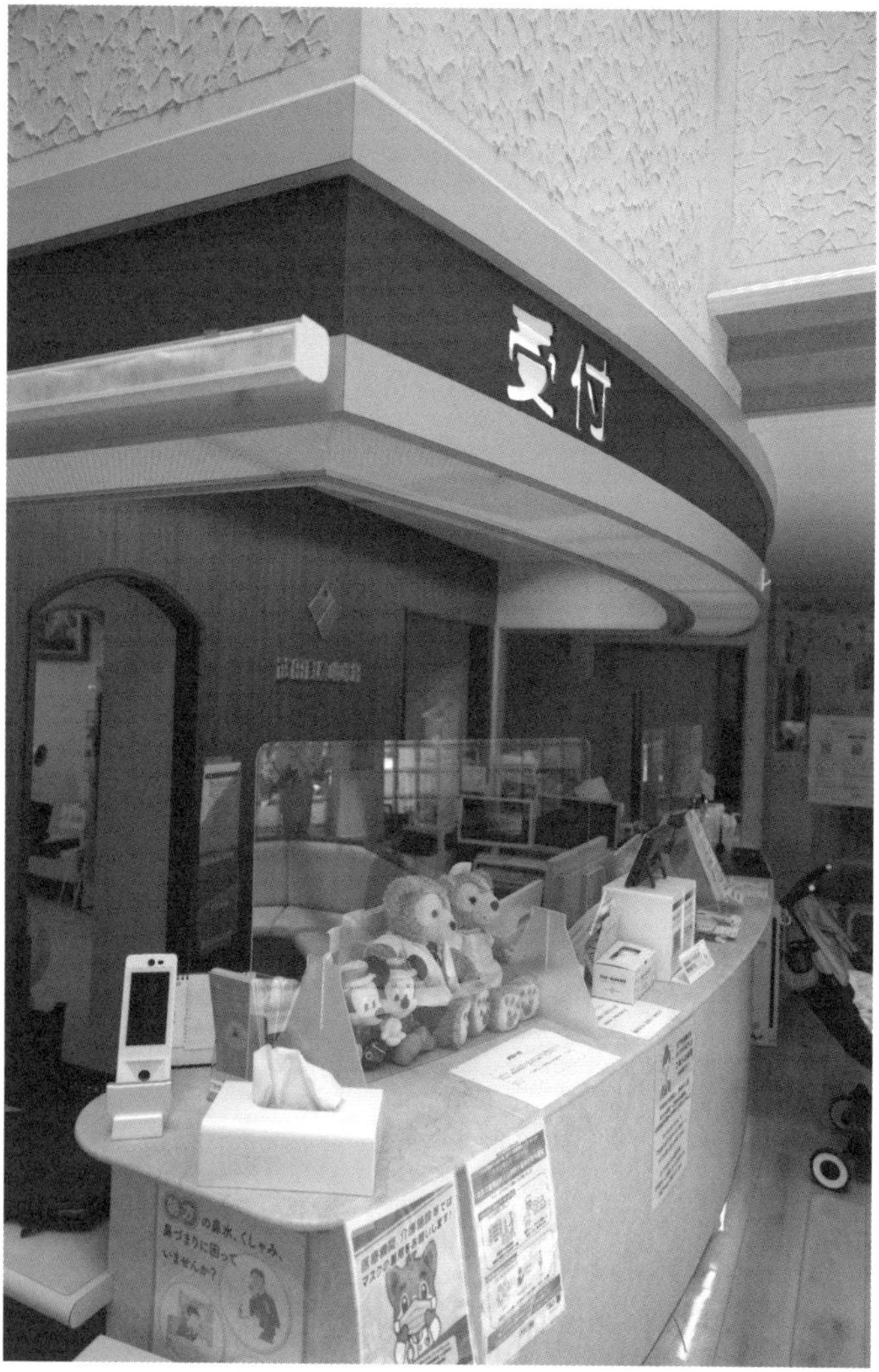
受付
の鼻水、くしゃみ、
鼻づまりに困って
いませんか?

第4章　患者から選ばれるクリニック

理想のクリニックとは

理想や方針を明確にする

女医として、理想とする姿は人それぞれでしょう。

わたしの場合は、仕事と育児の両立を理想と考えています。

独身でずっとバリバリ働いていくよりも、家庭を持って子どもを育てながら仕事をする環境、そしてそれをずっと継続していくことを大切にしています。

クリニックとして心がけているのは、患者をお待たせしない、スピードある診療です。

いつも長時間待たされるようでは、病院へ行きたくなくなるものです。わたしも経験したので、よくわかります。

それだけではなく、待たされても結果が出なければ、さらに通院が苦痛となり、負のサイクルに陥ってしまうでしょう。

ですから、なるべくお待たせしないよう、診療を早めるようにしています。

そのためにも、できる限り簡潔に行うことが必要なのです。

診療のスピードアップを目指しているので、もっと寄り添ってほしい人やいろいろな話をしてほしい人には、当院は合わないのかもしれません。

でも、それでいいと思っています。

すべての患者に100点の診療ができるとは思っていませんし、患者側にもクリニックを選ぶ権利があります。

患者自身が、いいと思うスタイルのクリニックへ行けばいい話です。

クリニックの設けたルールが合わない人は、合うと感じるところを探したほうが、お互いのためにもいいのではないでしょうか。

その意味でも、方針をはっきり決めておくこと、それを周知しておくことは、とても大切です。

信念を持って、「本物」と思えるものを提供する

とくに花粉症シーズンは、1日200人ほどの患者が来院するので、どうしても対応が難しいこともあります。

でも、知り合いの不動産業者と話をしたところ、

「武田耳鼻科は、最近とても評判がいいですよ」

と言っていただきました。

代替わりをして、多くの人が

「武田耳鼻科はよくなった」

と言ってくださっているのかもしれません。

努力を重ねてきたことが実を結びつつあるとすれば、とてもありがたく思います。これからも、努力し続けていきたいと思います。

日帰り手術を打ち出さない普通の耳鼻科外来クリニックのままだったら、もしかするとここまで評判がよくなっていなかったのかもしれません。

女性が院長を務める単なる外来だけのクリニックであれば、人当たりがよく、患者のお話を傾聴するタイプの人が人気になります。

でも、わたしはそのようなタイプではありません。持っている技術で「本物」を提供することで、助けられている面があるのでしょう。

手術できる人は限られているので、それは大きな強みとなります。

もちろん、強みにできる要素は、探せばほかにもたくさんあるでしょう。

ぜひ、クリニックならではの強みを見つけ出してください。

それぞれのクリニックとしての方針や強みをしっかり持ち、徹底して打ち出していくことが、とても大切なことではないでしょうか。

そうは言っても、わたしたちのクリニックもさまざまな患者が来院するなかで、至らない部分をご指摘いただき、改善するべきこともまだまだあります。

でも、必要以上に惑わされず、信念をしっかりと持って貫き続けながら、直すところを区分けして、改善していくスタンスが重要なのです。

理想のクリニックをつくる

「理想」を持つ
例. お待たせしない
本物の技術を提供

↓

方針をはっきり決めて、
周知すること

「強み」を見つけ出して、

徹底的に打ち出し、

常に改善していこう!

待ち時間の短いクリニックにするために

SNSで早めの受診を呼びかけるのは有効

3月〜4月の花粉症シーズンは、どの耳鼻咽喉科クリニックも混雑していて、待ち時間が長くなりがちです。

でも、日頃から早く診療を回すよう心がけておけば、ピークのときでもさほど患者をお待たせせずに済むはずです。

ただ、忙しいシーズンにはスタッフを増員するようにしているのですが、それでもやはり、限界があります…。

繁忙期には、受診者が殺到するために、どうしても患者をお待たせすることを避けることができません。

また、スギ花粉のピークである3月に受診されても、症状が出てから薬を飲むことになり、どうしても効き目が鈍くなります。

ですから、患者へできるだけ早めの受診を促すのも、大切なことです。

わたしのクリニックでは、いつも来院いただく患者にはＬＩＮＥ登録をお願いし、ＬＩＮＥで早目の受診を呼びかけています。

待ち時間が短くなれば、来院のハードルは大きく下がるでしょう。

ところが、花粉のシーズンにはじめて来院する患者も多く、事情を知らないために、ある程度お待たせする時間が長くなってしまいます。

つらい症状を抱えているなか、多くの患者が一気に殺到すると、長い時間お待ちいただくことになるのです。

でも、いつも来院している人たちはＬＩＮＥ登録していただいていて、前もって当院から早めの受診を何回かご案内しているので、早めに来院してくださいます。

状況を把握していて、花粉症の時期などで普段より待ち時間が長くなることをご承知の、常連の患者からは、

「お疲れ様です」

「いつもありがとう」

と声をかけていただくことも。

とてもありがたく思います。

待ち時間のないクリニック運営をするのは、決して簡単なことではなく、もしかすると永遠のテーマかもしれません。

でも、工夫次第で多少なりとも緩和することができると考えています。

まだまだ方法はあるはずなので、常に考えていくつもりです。

待ち時間を短くする工夫

待ち時間
長い…来院のハードルが上がる
短い…ハードルは下がる

↓

例.
季節による繁忙期がある場合、
LINEなどで
早めの受診を呼びかける

↓

工夫次第で緩和は可能！
改善策を常に考えよう!!

連携を高められるスタッフを確保する

スタッフのスキルを上げつつ、フローを改善していく

クリニックも１つのチームなので、よりよい診療をするためには、効率的に連携するのも非常に大切なこと。

わたしのところでは、いまはスタッフと「あ・うん」の呼吸で動けるようになってきました。

あくまでも理想ですが、たとえばわたしが患者に説明したことをパソコンへどんどん入力し、説明し終わったときには薬を選ぶだけ、という状態が望ましいと思っています。

本来はその状態まで持っていきたいのですが、現実はなかなか難しいものです。

なぜなら、パソコンに入力する役割のスタッフは、次の患者を診察室のなかに呼び入れなくてはいけないからです。

同時に行うのが難しいと感じて、やめていく人もいます。

音声入力を導入する方法もありますが、いろいろなことを同時進行で、マルチタスクにできるスキルが求められるので、頭の回転が速い人でなければ難しく感じるかもしれません。

ただ、やってみる前にやめてしまうのは、とてももったいないことと感じます。誰でもはじめはできないのですから。

まだまだ改善は必要ですが、連携を高めることは、選ばれるクリニックになるには不可欠でしょう。

多めに採用しておくことも重要

基本的に、当院では人を多めに抱えておきたいと考えています。

医療事務の枠が数席だけなので、2人同時にやめられると厳しい状況になってしまいます。多めに抱えたうえで調整できるゆとりがほしいのが、正直なところです。

一方で、看護師は2人いればいいのですが、3人いるとひとりが突然休んだときにも融通が利くので、調整しやすくなります。もっとも、閑散期は2人も必要なく、手が余ると手持ち無沙汰になってしまうので、難しい面もあります。

クリニックを継承したばかりの頃は、スタッフが4人しかおらず、固定の看護師もいませんでした。その人たちにやめられるとクリニックが続けられないので、頼み込んで働いてもらっているような状況だったのです。そうなってくると、スタッフが調子に乗って、

「わたしたちだって、すぐにやめてやるわよ」

というスタンスの人もいました。いまはうまく回りはじめて、そんなことを言う人はいなくなりましたが、クリニック運営の難しさを感じた時期もあります…。

適正なスタッフの数を把握し、多めの採用を心がけることも大切です。

選ばれるクリニックになるには

＜クリニック＞
人員を多めに採用する

＜働く側＞
マルチタスクを目指す

クリニックの開業、運営のために知っておくべきこと

開業するなら早いほうがいい

大学病院に勤めている間は、まわりに同期の医師がいるだけでなく、後輩が先輩もいますし、ほかの科にもたくさんの医師がいる状況です。

でも、開業した場合は、そういうわけにはいきません。

同期の医師はいませんし、看護師も耳鼻科には通常いないものなので、医療関係者は自分1人です。

いきなり社会に出て、医療とは関係のない世界の人たちと毎日接したり、関係性を構築したり教育をしたりして、一緒に仕事をしていくことになります。

ほとんどの人がカルチャーショックを受けて戸惑うので、柔軟性のある若い年齢でなければ、対応できないのかもしれません。

大学病院に長く勤める先生たちは、50~60歳くらいで長年勤めた病院をやめて、開業することがよくあります。

でも、その年齢まで大学に残っている先生は、自分が動く必要のない環境のなかで働くことが当たり前になっているでしょう。

なぜなら、まわりの人が下働きや雑用をこなしてくれて、手を出せば機械が出てくるような環境にずっといたからです。

そのような人たちが開業して、いきなりすべてを自分で行うのは負担がかかります。

そう思うと、やはり、開業をするなら少しでも早いほうがいいのではないかと強く感じてしまいます。

もう1つ、世の中の人たちにはある程度の「階層」があることをわかっておかなければ、ホームページなどで情報提供をすることも難しくなります。階層が異なれば、通じる言葉もまったく違うからです。

ところが、ホームページやブログで、専門用語などを織り交ぜた長い文章を書いてしまう医師も、多く見られます。

でも、長文を読むことに慣れていない人が実際には多くいますし、読んですぐに理解できるほど簡単なものでもないはずです。

わたし自身が失敗してきたこともあって、いまは

「いかに簡潔に、簡単に伝えるか」

を心がけるようになりました。

いろいろな人たちと関わるなかで自分のスタンスを見直し、一般的な常識などを身につけて、どんどん変わっていったのです。

大学病院に勤める医師は、このような事実をわかったうえで診療をしなければ、結果が出ないのではないでしょうか。

新しい取り組みは、道半ば

幼い子どものいるスタッフのことを考えて、病児保育や院内保育園をつくろうと役所に相談したこともあったのですが、残念ながら実現には至っていません。

過去に保育園を運営したことがある人や、すでに園を持っている人でないと運営できないのだそうです。

とくに、建物の決まりが厳しく、避難経路を2つつくらなければいけないことなどが、法律として決まっているとのことでした。

ほかには、高齢化社会で少子化になっているため、これ以上保育園を増やすつもりはないと、はっきり言われました。

「マンションの一室でもいいのでは」

と思っていましたが、マンションで保育施設を運営すると事故物件になりやすいらしく、オーナーが貸したがらないそうなのです。

とくに働き続けたい女性にとって、安心して働ける環境は社会的にクリアすべき大切な課題でしょう。わたしたちも、チャレンジを続けていきます。

ＬＩＮＥ ＷＯＲＫＳなどで情報を共有する

ほかに意識したのは、特定のスタッフでなければできないことをなるべく減らし、みんな同じようにできることをどんどん増やしたことです。

特定のスタッフしかできないとなると、その人が力を持ってしまうからです。力が集中することはできる限り少なくして、どの人が担当しても均一な対応ができるようにしたのです。

さらに、「ＬＩＮＥ ＷＯＲＫＳ」というＬＩＮＥのビジネス版とも言える連絡ツールを取り入れました。

導入する前は朝礼と終礼が終わってから、

「こういうことに気をつけてください」

「今日は、こういうことがあります」

といったことを共有していました。

でも、クリニックの運営は日々変わるので、診療中にも改善できることや注意すべき点が新たに出てくるものです。

その場で伝えなければ忘れてしまうので、すぐに共有できるビジネスチャットツールは非常に便利です。

クリニックの開業・運営に必要な知識

＜開業する人に必要なこと＞

●若いうちに決断する

●柔軟性を持ち合わせる

●世の中の階層を
知っておく

●改善点を考えておく

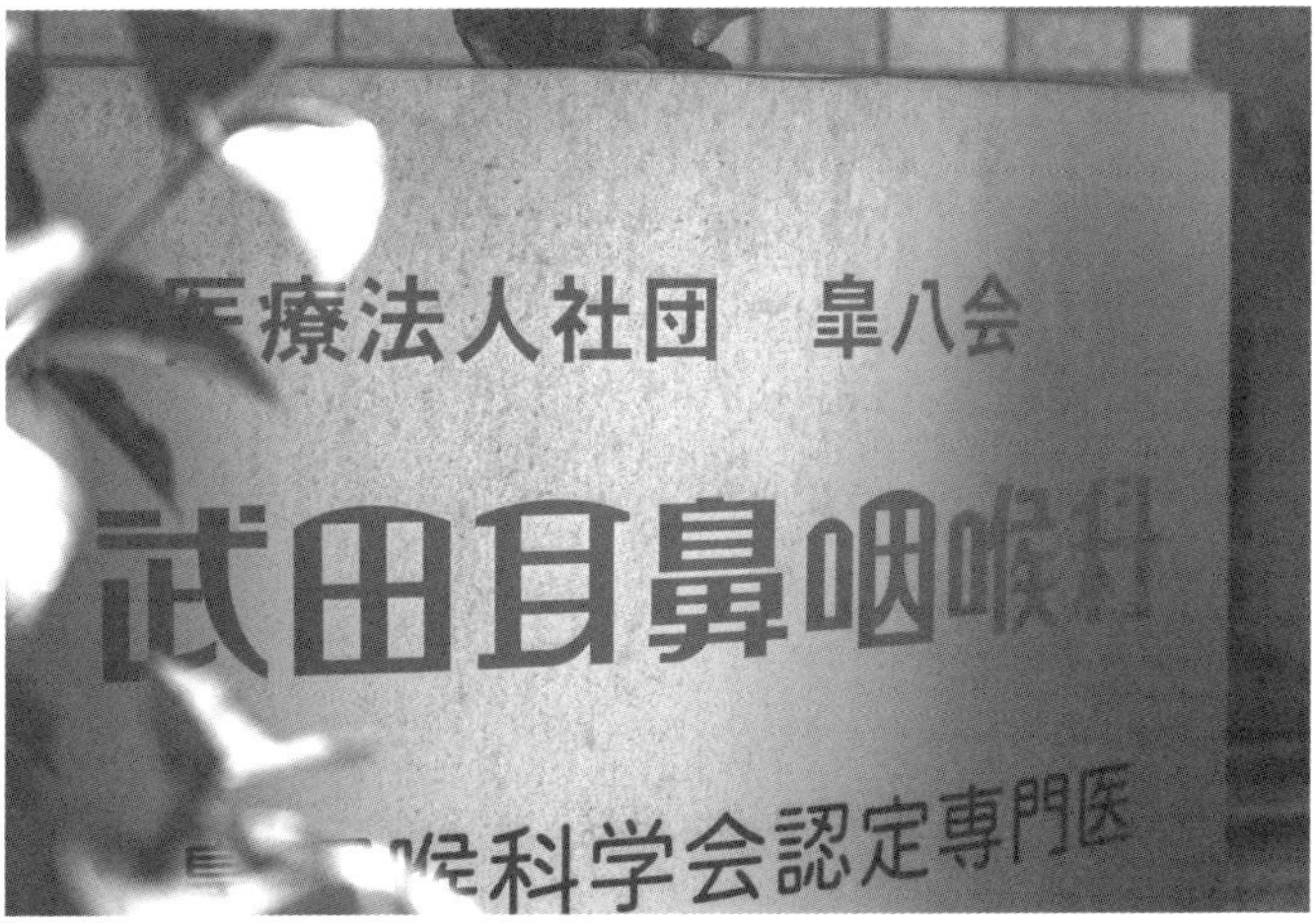
医療法人社団　皐八会
武田耳鼻咽喉科
喉科学会認定専門医

勤務医から開業するまでの道のり

将来の開業を応援してくれるところを見つけよう

医師として将来的に開業を視野に入れるならば、大学病院などで働いていた頃とは働き方を変えないといけません。

まわりのコ・メディカル（医師の指示のもとで医療に携わる業務を行う、医療専門職種）や患者との接し方、ホームページの書き方といった事務的なことも、勤務医と開業医ではまったく異なるので、学ぶべきことはたくさんあります。

開業までの道のりを考えると、大学病院などで5年ほど経験を積み、当クリニックのようなところで3年ほど過ごしたほうが、開業には近づくでしょう。

身近なところで経営の回し方なども直接見られたほうが、将来の開業に向けた勉強にはなるはずです。

わたしとしても、将来的に開業しようと思って一生懸命に働く意思のある人は、もちろん大歓迎です。

開業を見据えて一生懸命に働く人であれば、いずれ退職したいという意図があっても、応援しようという考えでいます。

医師であっても、看護師であっても事務担当者であっても、ずっといてくれる人はありがたいのですが、縛るつもりはありません。

新しく入るスタッフにわたしがいつも伝えているのは、

「自分が選ばれる人になるためのスキルをここで身につけて、積極的に自分の価値を高めていきましょう」

ということです。

そのようなスタンスの現場を見つけて働くのは、将来を考えたときに、非常に大切なことなのではないでしょうか。

ミスマッチを防ぐには、お互いに共感できる間柄になること

イメージは、いわゆるフリーランスとしてクリニックで働く、といったものでいいのです。もちろん倫理的にダメなことはダメですが、基本的に性善説に基づいたスタンスであれば、いいと思っています。

将来開業したいのであれば、居心地よく働き続けることは望まれていないでしょう。開業に理解のあるクリニックほど、常に進化しているからです。

わたしのクリニックも、安心して働ける空間を提供するだけ。

いい人で向上心もあり、戦力になり続けてくれることを前提に、長くいてくれたらありがたいと

思っています。

でも、

「ステップアップのために、このくらいの期間だけ働きたい」

というスタンスでもいいのかな、とも感じています。どちらのパターンであっても、わたしは歓迎するスタンスをとっています。

逆に好ましくないのは、長くいることで安心しすぎて、向上心を持たないばかりか、あまり働かなくなってしまうことです。

雇う側と雇われる側のミスマッチをなくすには、そのクリニックが何を大事にしているかを発信し、その発信内容を理解して共感できることが大切です。

ただ、本当に共感できるかどうか、面接だけではお互いにわからないでしょう。

ですから、面接を受ける前に、クリニックのホームページに書いてあることをしっかりとチェックしましょう。

たとえば、最先端の鼻の手術を行っていること、患者をお待たせしないようにしていることなど、ほかのクリニックとは違うところをチェックして、

「こういうことは共感できる」

「こういうところだったら、自分を活かせるのではないか?」

と思ったうえで、応募するのがいいのかもしれません。

勤務医から開業までの道のり

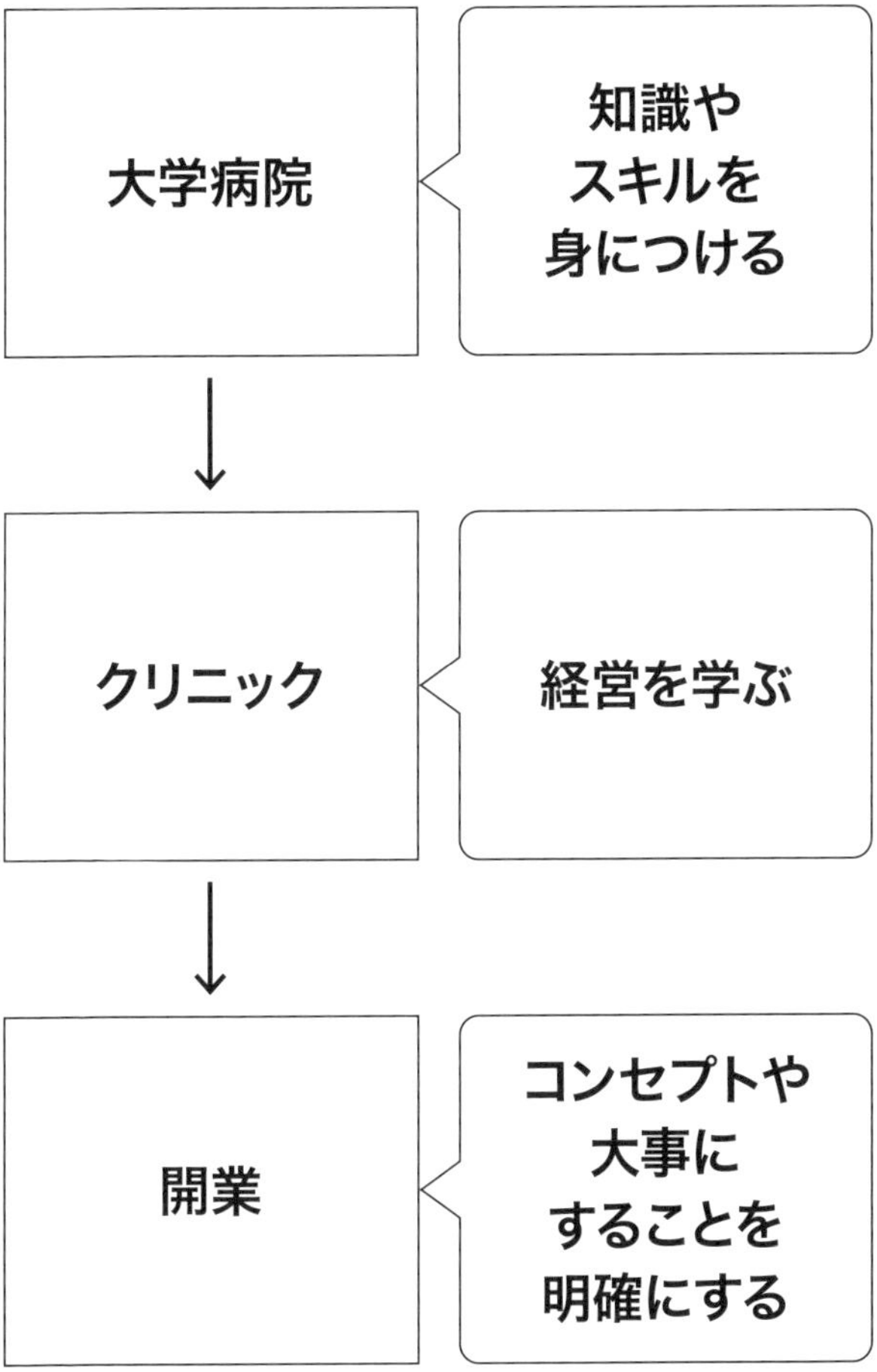

コラム4／武田耳鼻咽喉科の現状

当院の鼻の日帰り手術は「武田式」

当院では、もし分院などのクリニックを広げるにしても、手術ができる人を増やしていこうとは考えていません。

いまのわたしの手術のやり方は、もともとは慈恵医大で叩き込まれて教わったものがベースになっていますが、純粋に「武田式（自分流）」と言えるものです。

その武田式を、どれだけ多くの人が学びたいと思ってくれるのかは、正直に言ってわからないからです。

わたしのクリニックは、大学病院とは異なり教育機関ではないので、もし「すべてを教えてほしい」というスタンスで来られても、時間とマンパワーに限界があるので、難しいものがあります。

レーザー手術に対する違和感

手術を希望する患者のなかには、「3回レーザー手術を受けました」という方もいます。

ただ、手術を受けてから半年ほどは効果を感じているようですが、回数を重ねるごとに効かなくなる人が多いようです。

なかには数日しか効果がなかったという人も…。

「レーザー治療をすると、特色として打ち出せる」という理由から行っている耳鼻科もあるようですが、毎年レーザー治療を行うことには疑問を抱きます。

もちろん、ガイドライン上にはレーザー治療もあるので、治療法自体を否定しているわけではありません。

ただ、効果がないかもしれないとわかっている人に対して何度も治療を行うことには、どうしても疑問の気持ちが拭えないのです。

何度も行っているのは、効果が出ていないということ。

効果が出ていない段階で、違う治療法、たとえば舌下免疫療法を試したり、ほかの手術ができるクリニックを紹介したりするなど、異なるアプローチに切り替えることが大事なのではないでしょうか。

舌下免疫療法を広めるにあたっての地域差

舌下免疫療法を行う、行わないは、その地域に住んでいる人の層によって差が出るような印象を受けます。

たとえば、教育に対する意識の高い層が多くお住まいの地域では、舌下免疫療法を行う人数が増えるようです。

わたしは花粉症による集中力の低下で受験に失敗した経験があるので、とくに受験を控えたお子さんに、舌下免疫療法をおすすめしています。

「どんなに高い参考書を買うよりも、舌下免疫療法は有効」と、わたしは確信しているのです。

ところが、花粉症でつらい思いをしている受験生にすすめようと思っても、中学受験をするお子さんが少ない地域では、希望者はそれほど多くありません。

中学受験をするのがクラスで1人、少なければ学年で1人、といった割合であれば、需要が減ることは否めません。

教育熱心な地域であれば、

「受験に響くので舌下免疫療法をしましょう」

という言葉が響くと思いますが、地域によって需要に差があるのは、やはり仕方のないことなのでしょう。

もちろん、スポーツが盛んな地域であれば、屋外で練習をしなくてはいけないという理由で舌下免疫療法を行う人が多くなります。

アレルギー性鼻炎の治療は、アスリートのパフォーマンス向上のために、じつはとても有効なものなのです。

地域によっての特色を考慮して、提案の仕方を工夫する必要があります。

舌下免疫療法は、日本人の国民病とも言えるスギ花粉症にとても有効なので、何とかして広めていきたいという思いです。

患者の住んでいる地域

わたしのクリニックがある東武東上線沿線には、基本的に各駅にひとつ、川越や志木、ふじみ野といったターミナル駅になると、２〜３つの耳鼻科があります。

各駅に住む方々は最寄りの耳鼻科へ行くため、手術に関係なく当院に受診する患者は、最寄り駅にお住まいの方か、１つ〜２つ前後の駅にお住まいの方です。

割合で言うと、埼玉県内の方が98％です。

ただ、手術を希望される患者は、県外からもいらっしゃいます。

そのため近隣の薬局からは、

「武田耳鼻科さんには、遠方から患者さんが来ますね」

と言っていただきます。

もちろん、手術をする方も含めてみずほ台近辺にお住まいの患者が多いのですが、年々遠くから来院する人が増える傾向にあります。最近は

「鼻の日帰り手術の本を読んで、来ました」

と言ってくださる方もいて、とてもありがたく思っています。

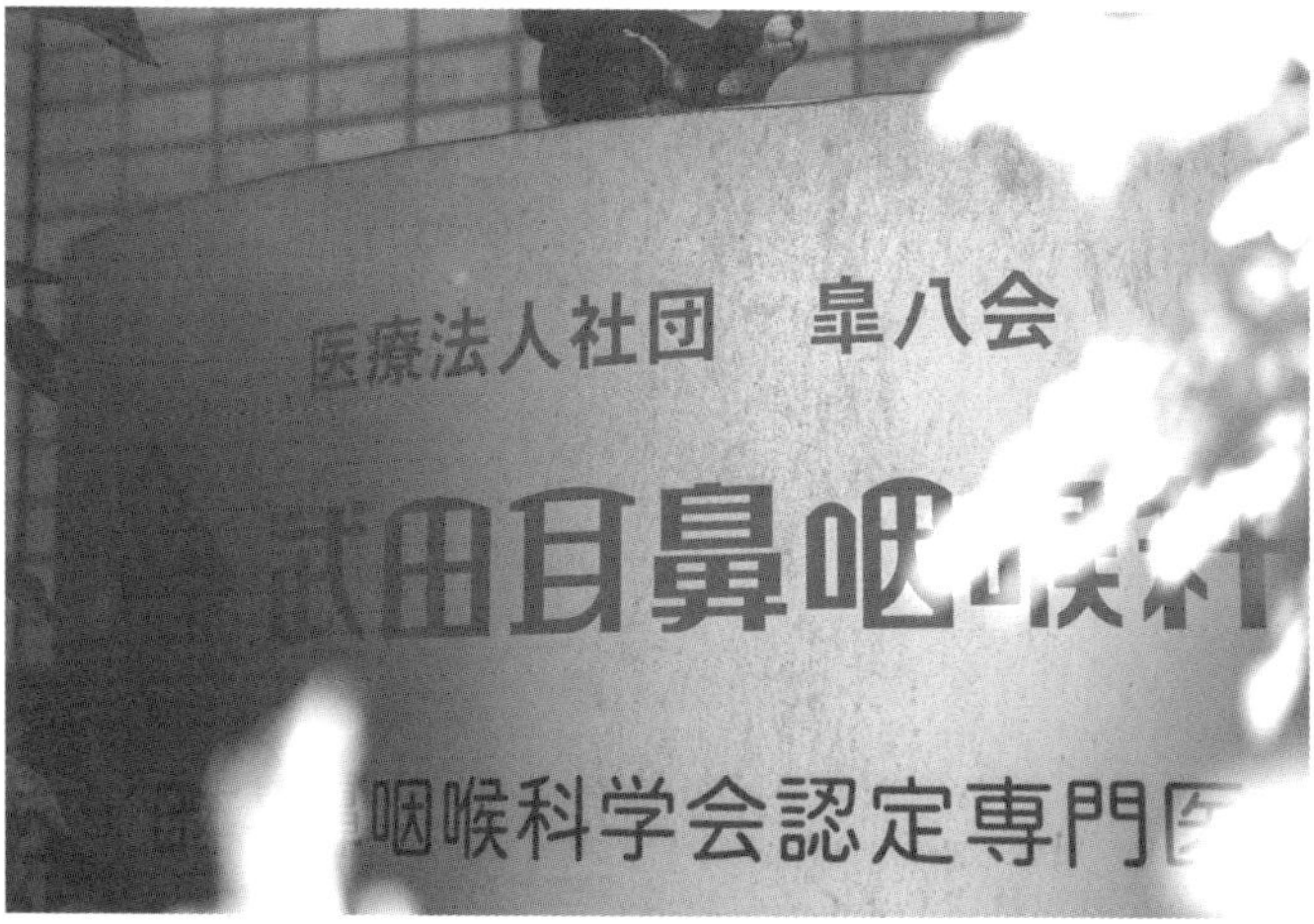
医療法人社団　皐八会
武田耳鼻咽喉
咽喉科学会認定専門

第5章　武田耳鼻咽喉科の沿革

武田耳鼻咽喉科の創設と承継

クリニックの承継が決まるまで

最終章である第5章は、わたしが院長を務める武田耳鼻咽喉科の沿革をお話しします。クリニックの事業承継などの、1つの参考になれば、幸いです。

創設者である父親が当院を開業したのは、31歳くらいの頃でした。

彼は新しくできた私立医大の、たしか2期生だったと聞いています。

「医師たるや、教授になるか、ノーベル賞をとるしかない。それができないなら、お金を稼ぐために開業する」

という考えの人でした。

自分はノーベル賞をとれるほどではないし、東大や慶應の教授になれるわけではない、ということで、開業しようと思ったようです。

医師は父の代からで、わたしと弟のきょうだい2人が医師になり、同じ科、しかもマイナーな耳鼻科を選んだケースは、まわりでもほとんど聞いたことがありません。

よく、

「医師以外の選択肢は考えなかったのですか?」

と聞かれますが、わたしは考えたことがありません。

なぜなら、医師として働く父の姿がかっこよく思えたのと、医師は尊敬できる職業であると幼いながらに思っていたからです。

わたしが４歳くらいのとき、

「おじいちゃんおばあちゃんの目を治すお医者さんになるの」

と言っていたそうです。

なぜ眼科医だったのかは、いまとなってはよくわからないのですが、子どもの頃から責任感が強いタイプだったようです。

幼稚園の頃、弟が年少、わたしが年長のときに、やんちゃな子にいじめられているのを助けていました。

それ以来、弟にとってわたしがヒーローになったらしく、それからずっとついてくるようになりました。

小学校でも休み時間になると、いつもわたしのクラスに来て、同じクラスの男の子に遊んでもらっていました。

母が授業参観で学校に来て、弟が見つからないとき、

「おそらくお姉ちゃんのクラスにいると思います」

と先生から言われたとのことです。

さすがに中学生、高校生の頃は、多少喧嘩をしたこともありましたが、きょうだい仲はよかったのではないでしょうか。

彼は大学入学とともに東京でひとり暮らしをはじめたので、実家で一緒に住んだのは18年ほどでした。

でも、同じフィールドというのもあり、頻繁に連絡をとっていました。

わたしがクリニックを継ぐときは、

「ひと言相談してほしかった…」

とは言っていましたが、揉めるところまではいきませんでした。

クリニックを継ぐときの状況

鼻の手術に特化する前、父が院長をしていた頃のクリニックは、徐々に患者の数を減らしていくような状況でした。

もっとも多いときで、1日に400人が来院していたそうです。

ところが、人口が減り、同業者も増えたこともあって、来院数が多かったときと比べて大幅に落ち込んでいたのです。

ただ、父は新薬の治験をかなりがんばっていて、日本でもトップレベルの件数をこなしていたそうです。

そのおかげで売上は維持できていたのですが、純粋な医業収入はかなり落ちていたと聞いています。

そのような事情があって、もう引退しようと思ったのでしょう。当のわたしは、継いだときにはクリニックの状況を把握しておらず、そこまで落ちているとは知りませんでした。

会計士が計算したところ、赤字になっていることがわかり…という状況だったのです。継ぐ1年ほど前から、父親が働きたくないような感じになっていたので、弟とわたしが週1回、父のやり方を見ながら手伝っていました。

ですから、継いだときには馴染みのスタッフがたくさんいる状況だったので、やりやすくはありました。

なかには、

「ベテランのお医者さんのほうが、威厳があっていい」

という患者もいました。わたしは若い女性ですから、

「こんな小娘が…」

と思う人がいたのはたしかです。

何か特色を出して患者にも認められなければ自分の立場もなくなってしまうという状況だったので、鼻の手術を身につけていたことは、本当に役立ちました。

武田耳鼻咽喉科の沿革

1990年（平成2年）

武田哲男（現理事長）が、埼玉県富士見市みずほ台に開院

●地域に密着したクリニックとして、最大1日400人が来院

●新薬の治験数は全国トップレベル

↓

2018年（平成30年）

武田桃子が新院長に就任

●時代の流れや医学の進歩に対応すべく、鼻に特化した内視鏡による日帰り手術が行える設備を完備。以来、平均年200人の鼻の日帰り手術を実施

●舌下免疫療法を含めた幅広い治療を提供

●幅広い医療ニーズに対し、高度な医療技術と最先端の医療によって応えられる医院を目指している

承継決定後の動き

工事のために4ヵ月クリニックを閉めて、鼻の日帰り手術を徹底的に研究

クリニックの状況を知り、わたしが継ぐ段階になってから、いろいろな手を打ちました。まずは紙のカルテと電子カルテを併用していたところ、すべてを電子カルテに移行することからはじめました。

そして、鼻の手術のための手術室をつくるのを機に、いろいろ改装しようと思い、4ヵ月ほどクリニックを閉めたのです。

そのときは働きながら、工事に顔を出しつつ、何が必要かを考えたり、交渉して機材を買ったりしていました。

その間に鼻の日帰り手術を行っている病院を探し、関東から関西まで8つほど、病院の見学に行きました。

関西へ見学に行ったのは、関西医科大学（関西医大）系列の病院で鼻の日帰り手術が行われていることが多いからです。

埼玉医大でお世話になっていた、兵庫で開業されている先生のクリニックも見に行きました。当院の外来は、そのクリニックを参考にさせてもらい、やり方を変えていったのです。

日帰りの見学もあれば1泊のものもあり、それなりに慌ただしかったのですが、そこで学んだことは慈恵医大の手術とまったく異なっていたので、新しい視点を得ることができて、とても大きな学びになりました。

新規開業してからの動き

鼻の手術をメインに据えたのは、継いですぐのタイミングで、早く動き出して、どんどんブラッシュアップしていった形です。

なぜ鼻の手術をメインにしたのかと言うと、当院がある東武東上線のみずほ台駅から近くの大学病院まで行くのに、1時間ほどかかるからです。

1時間かけて手術を受けに行かなくても、近場で鼻の手術ができたら地元に貢献できると思いました。

もちろん、1時間かけて通う病院と同等以上の手術をする自信があったことも、手術をしようと思った動機です。

当院で鼻の手術をはじめた当初は、毎週土曜日の週1件しか行っていなかったのですが、まもなく土曜日に2件になりました。

それだけでも足りなくなったので、月1回日曜日にも行うようになり、また枠が足りなくなったので隔週金曜日、さらに月曜日に月1回、と増えていったのです。

クリニック承継決定後の動き

自らの得意分野
×
地域で必要とされる医療
↓
鼻の手術なら
地元に貢献できる!

↓

手術室の設置など、改装で
4ヵ月ほどクリニックをお休み

↓

数多くのクリニックを見学し、
やり方を導入
現在もブラッシュアップしている

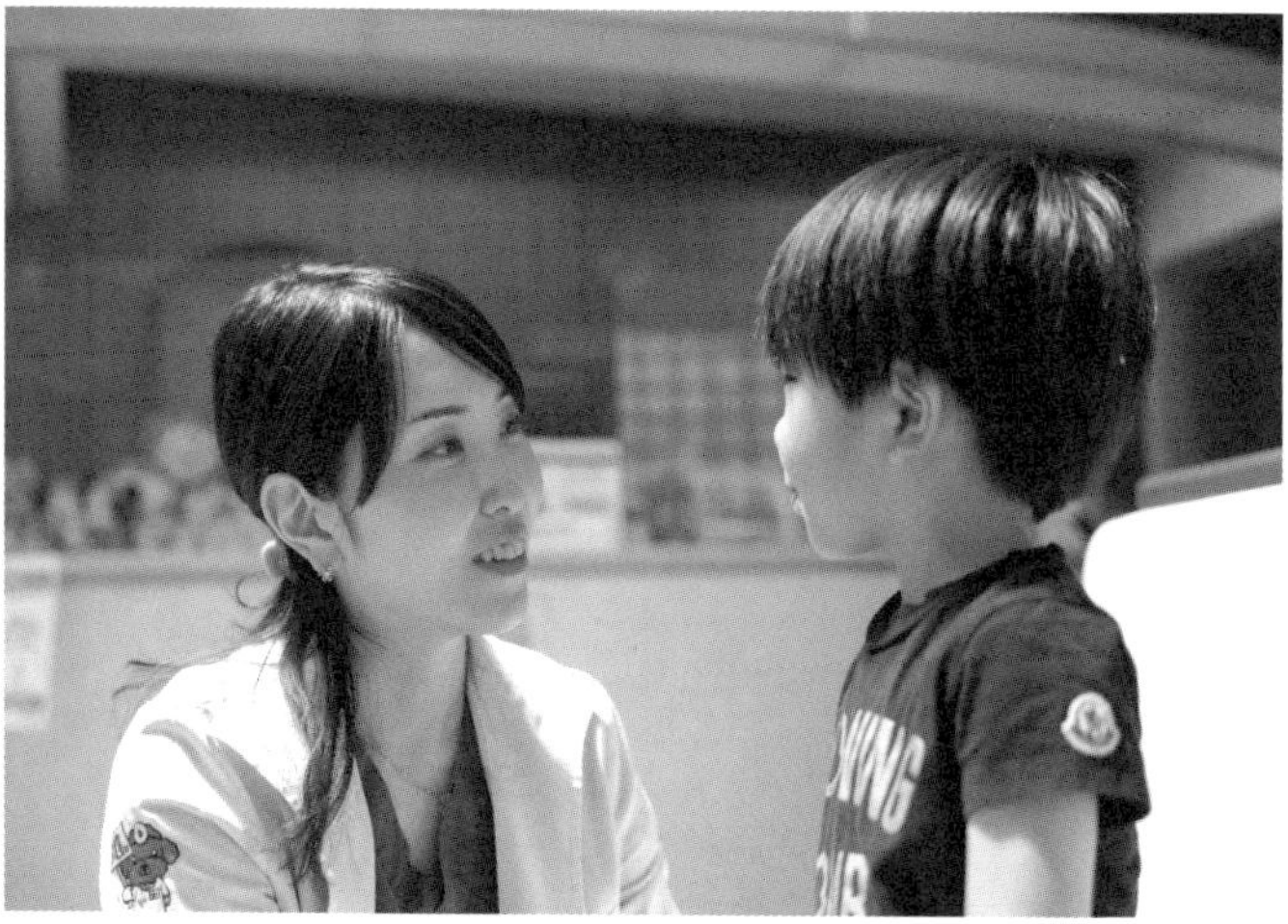

「鼻の手術」が浸透するまでの活動

地道に取り組み、だんだんと口コミの患者が増えた

当院で、鼻の日帰り手術を受ける患者が増えていった経緯をお話しします。

いま思えば、「マーケティング活動」と言えるものなのかもしれません。

そもそもアレルギー性の花粉症は、２〜３人に１人は持っている、国民病とも言えるものなので、普段の診療から患者を見つけていきました。

しっかりと手術の説明をすることで、手術を希望する人が出てきたのです。

最初は地道に取り組んだのですが、１００人ほど手術をした頃から、口コミの来院が増えていきました。

もちろんインターネット広告で回している部分も多いのですが、いまも口コミがメインなのは変わりません。

紹介が増えるまでは、情報を出さなければ患者も手術のことがわからないので、ポスターの院内掲示を行いました。

ポスター作成が得意なスタッフがつくったものを、院内に掲示したのです。

そのポスターには、

「花粉症の治療には、薬の治療と体質改善の舌下免疫療法、そして手術があります」

といったことを、わかりやすく載せていました。

通常であれば、処方箋を出して診療が終わってしまうところ、

「根本的に治すには、これだけの種類の治療法があるんですよ」

と知っていただきたかったのです。

ただ、これは口頭で説明するだけでわかる人と、すぐにはわからない人に分かれるうえ、そもそも説明に時間をとられます。

ポスターを使って患者を啓蒙するようにしたのは、そのためです。

父親の診療スタイルで守りたかったのは、患者をお待たせしないこと。それが、いまでも当クリニックの大きな柱です。

手術の説明をすべてすると時間がかかり、患者をお待たせしてしまうので、ポスターの院内掲示や院内テレビでの情報提供を行っていました。

さまざまな差別化を図り、認知度は上がったが、まだまだ発展途上

ほかには、新聞広告を活用したり、クリニックの周囲数十キロ圏内にポスティングしたりして、市民公開講座も行いました。

市民公開講座は、「鼻の手術って何?」という講演と院内の見学であり、中高年の方が15人ほど

参加して、希望する数人の方に個別相談を行いました。

さらに、ほかで行っていない日曜日の診療で、差別化を図っていきました。

土曜日に手術、日曜日に処置を行うことで、会社を休まずに月曜日から働ける形をつくりたかったからです。

日曜日は術後の患者を診ることになるので、

「それなら、もう1～2時間受付時間を延ばして、手術以外の患者も診よう」

ということで、日曜日にも診療を行うことにしました。

日曜日に診療をするクリニックはとても少ないので、たくさんの患者が訪れて大変なこともありますが、いまも続けています。

日曜日にたまたま来院した人が、「ここでは鼻の手術をやっているんだ」と知り、口コミで当院の噂が広まるかもしれないという想いで、ずっと継続しています。

ちなみに、妊娠して産休に入るまでは、休診日の木曜日以外はすべて働いていました。自分でも、よくやったな、と思います。

当時の努力の甲斐もあって、おかげさまで当院の認知度はかなり上がり、いまでは年間平均で約２００人の鼻の日帰り手術をさせていただくようになっています。

まだまだ当院は発展途上です。いまのスタッフ、そしてこれから出会う将来のスタッフたちと、よりよいクリニックをつくっていきたいという思いです。

「鼻の手術」が浸透するまで

100人ほど手術を行った頃、 口コミ増加 ポスターの院内掲示 院内テレビでの情報提供 市民講座 (新聞広告、ポスティング)

×

差別化 (日曜の診療、会社を休まなくて済む 手術スキームの構築)

↓

掛け合わせの活動で認知度向上!

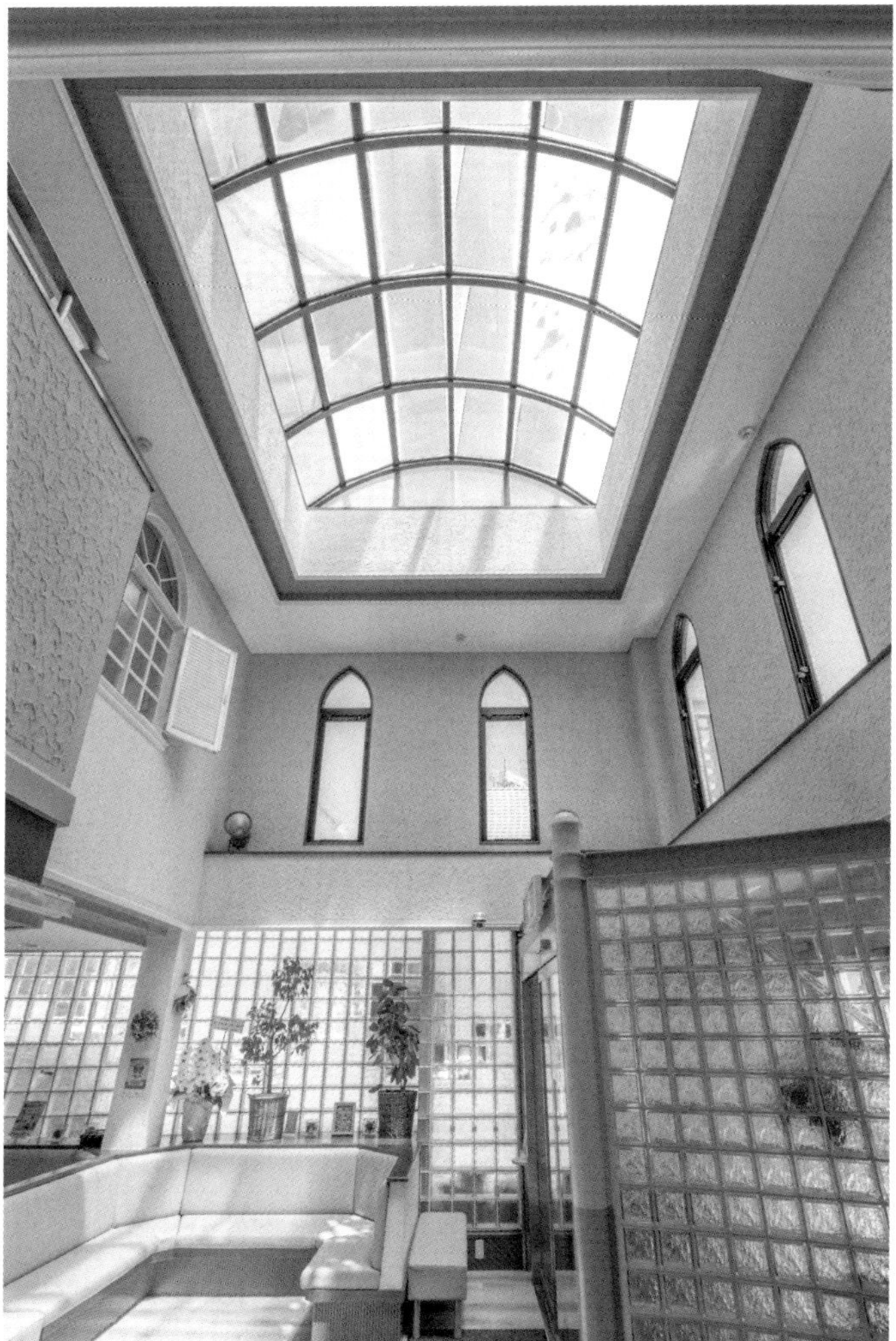

コラム5／治療法ごとの患者の傾向・特色

治療法ごとに、患者の傾向がまったく異なる

アレルギー性鼻炎について、鼻の日帰り手術をする人と舌下免疫療法、オマリズマブ（通称ゾレア：重症花粉症に対する最新の抗体製剤）で治療する人では、傾向がまったく違うことに最近気づきました。

もちろん、状況やお気持ちによってどの治療法を選択するかは、患者の自由です。

大切なのは、患者に選択肢を提示して、ご自身で選んでいただくことである、とわたしは思っています。

ご参考までに、それぞれの治療法を選ぶ層の特徴や、患者の受けるメリット・デメリットについてお話しします。

まず、

「薬を飲みたくない…」

という理由で手術を選択する方の6割は、30～40代の男性が占めています。

そして、舌下免疫療法を選択するのはお子さんが多く、きょうだいみんなが治療していることもあります。

ほかにも、

「クラスメイトが舌下免疫療法を受けていると聞いた」

ということで、口コミで来院する方々も増えています。

舌下免疫療法はとても有効な治療法なので、もっと世の中に浸透させていきたいところです。

学力向上に効果があるので、ぜひ親御さんは、お子さんに舌下免疫療法を受けさせることを考えてください。

とくに、お子さんは先の人生がとても長いので、この先ずっと薬を飲み続けるよりもメリットが大きいはずです。

なぜなら、12歳未満のお子さんに対するアレルギー性鼻炎の内服薬で、眠気が出ないものはないと考えたほうがいいからです。

眠気が出ると、学習にも部活にも、日常生活にも支障が出てしまいます。その点からも、舌下免疫療法はぜひ受けてみてください。

まずは血液検査を行い、アレルギー物質がわかったとしても、スギ花粉が飛散している時期ははじめられません。

花粉の飛散が落ち着いた５～６月くらいから、開始するのがいいでしょう。

これは、大人であっても同様です。

親子やきょうだいで一緒にはじめると、続けやすくなるので、家族で治療を受けることをおすすめしています。

花粉症用の最新の抗体製剤であるオマリズマブの注射を希望する方は、

「高額でも大丈夫です」

と言う方が多くなっています。

注意していただきたいのは、投与する量で金額が変わり、注射1本で1万5000円ほどかかる場合があることです。

シーズンによっては2〜3回打つこともあり、その場合は3万〜4万5000円かかります。一般的な収入の方であれば、高額療養費制度を利用して手術を受ければ5〜9万円の負担なので、それほど変わらなくなるでしょう。

でも、多忙で手術を受ける時間がない方や金銭的な負担が苦にならない方、手術に恐怖感がある方が、オマリズマブを選択しているように見受けられます。

なお、オマリズマブの注射を打っている人が舌下免疫療法を併用することは、あまり多くありません。

オマリズマブを選択する人は、お金がどうというよりも、

「ひとまずつらい時期だけ乗り切りたい」

と考えている傾向があります。

国としては、オマリズマブは高額な薬なので、医療費を削減するためにも舌下免疫療法をすすめたい、というのが本音でしょう。

オマリズマブを打つ人に対して、かならず舌下免疫療法の説明をする決まりがあるのは、そのためかと思われます。

血液検査から舌下免疫療法を行う人が増えることを願っている

舌下免疫療法は、３〜５年ほど治療を継続しなくてはいけないために、躊躇してしまう人がどうしても多く見られます。

でも、よく考えてみてください。

花粉症を発症すると治らないので、毎年薬を飲まなくてはいけなくなります。

花粉症の薬を一生飲み続けるよりも、手術と一緒に舌下免疫療法を行ってしまえば、ゆくゆくは薬を飲まなくてもよくなります。このメリットは大きいですよね。

でも、本当につらい思いをしなければ、人はなかなか動かないものです。

たとえば今年（２０２３年）はスギ花粉の飛散が非常に多かったので、この機会にはじめよう、と思った方は増えているのではないでしょうか。

毎年春先になって、後悔するパターンを繰り返すのは、イヤですよね…。

そう思っている人が多いことを、期待しています。

本来は、何に対してアレルギーがあるのかを検査してから治療の提案を行い、そのうえでご本人に選択をしてほしいところです。

ただ、

「血液検査は値段が高いから、あまり受けたくない…」

と言う人は少なくありません。

でも、今年はわたしの著書（『副鼻腔炎 アレルギー性鼻炎 花粉症にもう悩まない 鼻の日帰り手術』・かざひの文庫）を読んだ方々が、検査を希望してくださっています。

なお、いまの時点で舌下免疫療法が有効とされているのは、スギ花粉とハウスダストだけであることを知っておきましょう。

ちなみにオマリズマブは、スギ花粉にだけ有効です。

スギ花粉症の舌下免疫療法であれば、花粉の飛散時期が終わった5月頃からはじめることができます。

そして、ハウスダストによるアレルギーなら、スギ花粉とは異なり、時期に関係なくいつでもはじめることができます。

舌下免疫療法を受ける場合は、月1回受診する必要があるので、お住まいや勤務先の近くの、通いやすい耳鼻科をおすすめします。

大切なのは、患者に選択肢を知ってもらうこと。

ここでお話ししたことを参考に、ぜひ患者に適切な治療法を提案しましょう。

アレルギー性鼻炎の治療法と患者の傾向

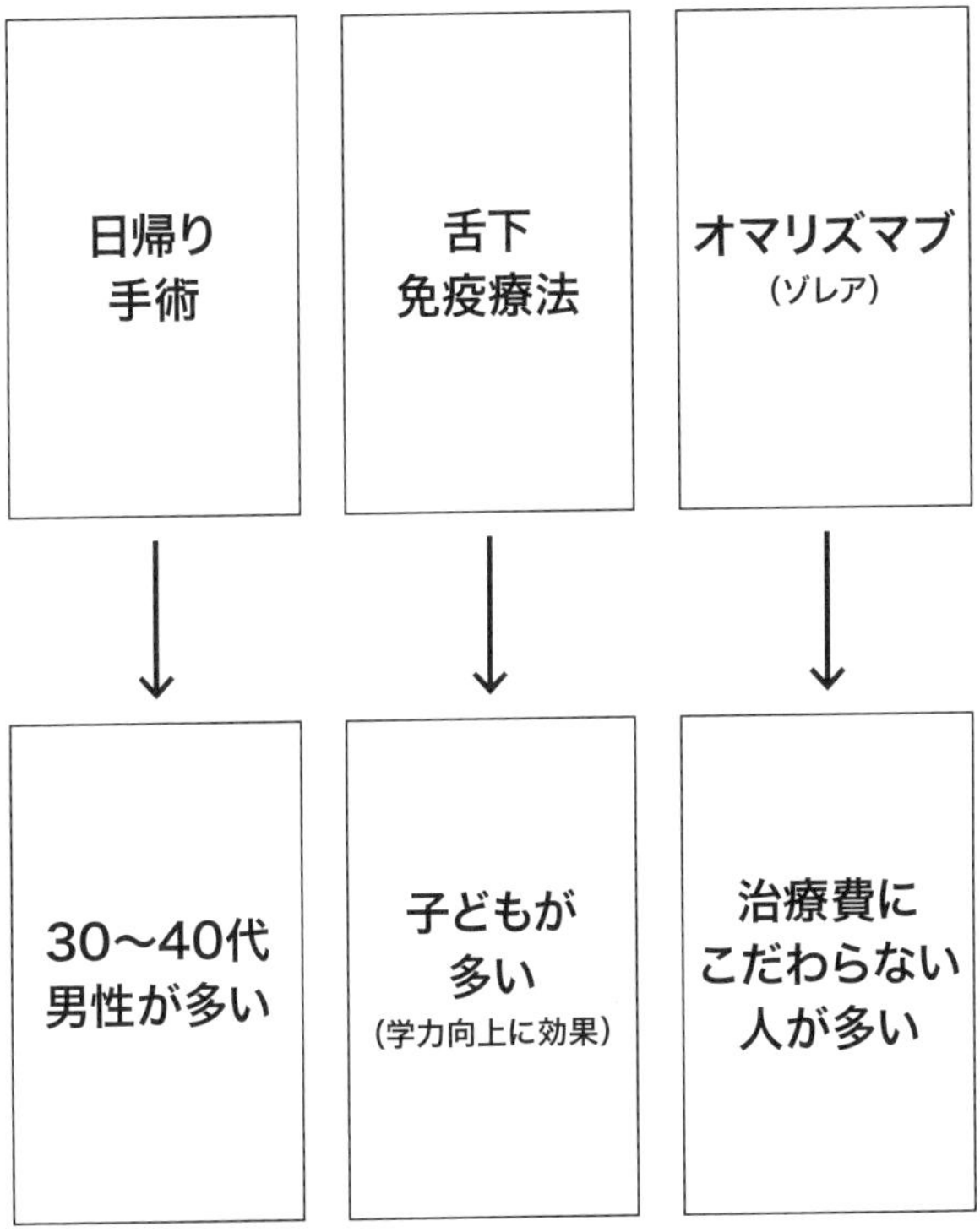

検査を行って原因を明らかにし、

最適な治療法を提案しよう！

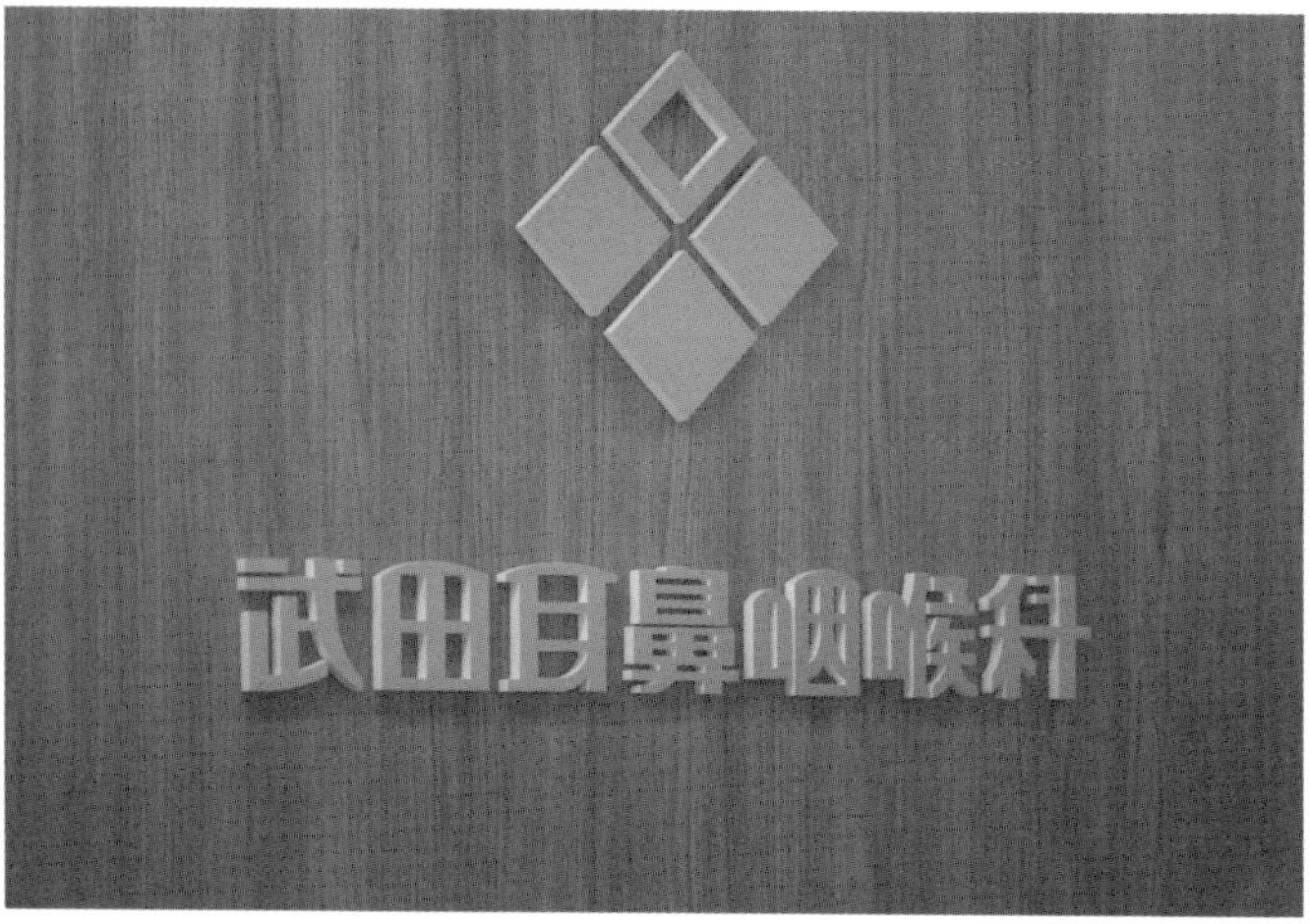
武田耳鼻咽喉科

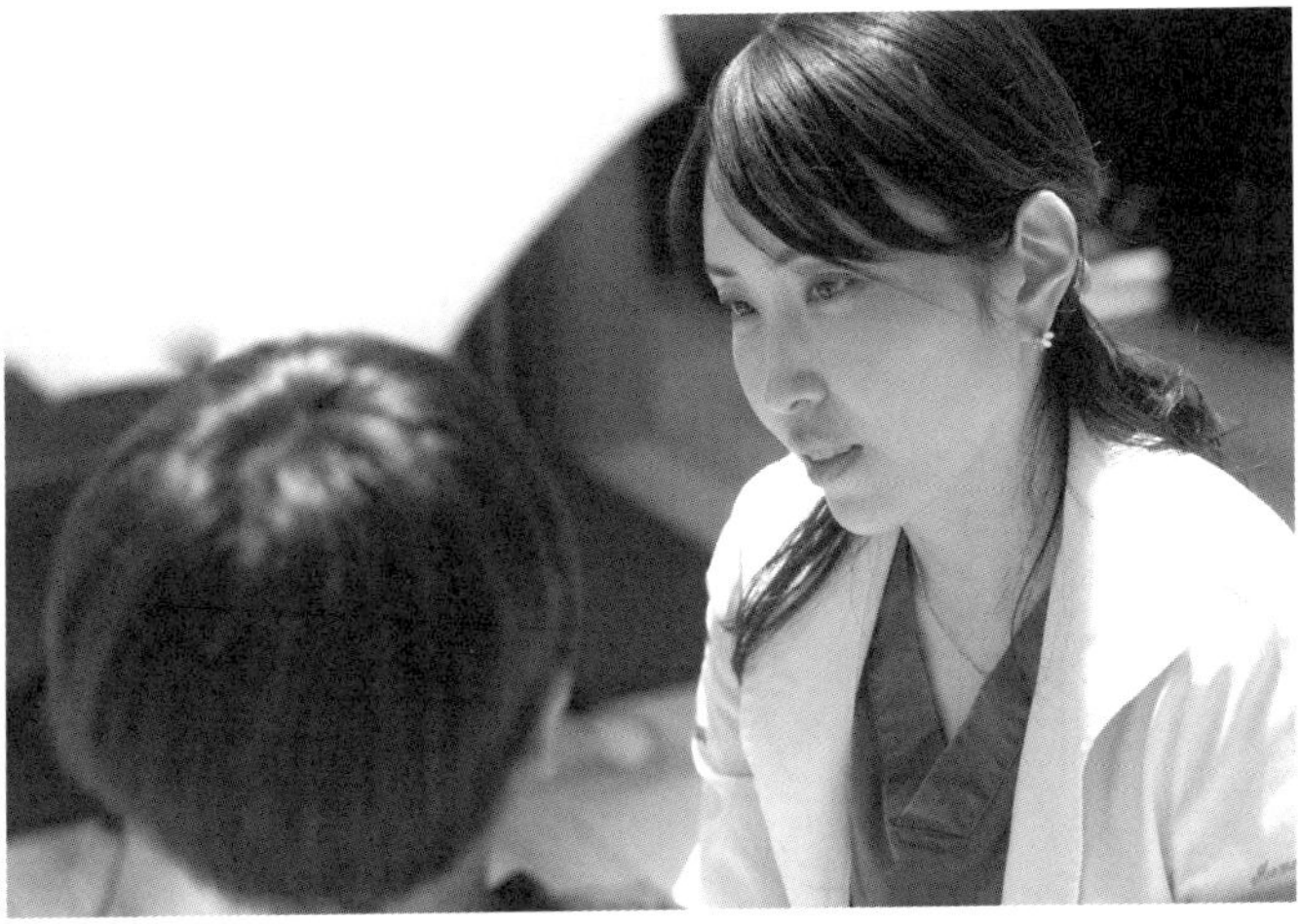

おわりに

最後まで読んでいただき、ありがとうございました。

じつは、本書を執筆する最中、鼻の手術で有名な大阪のあるクリニックへ見学に行く機会がありました。

その院長先生のお言葉があまりにも素晴らしく、大いに感銘を受けたので、最後に紹介させていただきます。

「サージセンター（サージクリニック）」という言葉を聞いたことはありますか？

サージセンターとは、日帰りや短期入院で手術が行える施設のことです。

そこの院長先生は、もともと大学病院に勤務していましたが、ご自身の将来の働き方を考えたとき、「医者の働き方には、大学病院の勤務医か開業医しかなく、その2つの差が大きすぎる。だからわたしはサージセンターを立ち上げて、大学病院と開業医の真ん中の位置に持っていきたい」

そう思い立ち、サージセンターを開業されたそうです。

先生が立ち上げたクリニックの手術件数は、もちろん大学病院よりも多く、とくにわたしがいま行っているアレルギー性鼻炎の手術である「後鼻神経切断術」は、その先生が編み出した術式と言っても過言ではありません。

わたしが以前、先生に

「夢は何ですか？」

と聞いたところ、

「サージセンターをレベルアップした位置づけにしたい。そのために開業して、２本大きな論文を書きたい」

とおっしゃっていました。

その夢は昨年11月と今年2月に達成されたのですが、開業してから5年経ち、さまざまな疑問がわいてきたとき、わたしが偶然その論文を目にしたことで連絡し、今回見学させていただくことになったのです。

先生が考えた術式はかなり効果的であり、大学病院での件数よりはるかに多い手術件数をこなすなかで、日本語の素晴らしい論文を発表されたのでした。

ただ、ひとつだけ疑問がありました。

じつは論文は、同一の内容のものを日本と海外などで重複して発表することができない決まりになっているのですが、なぜそんなに卓越した論文を、英語ではなく日本語で発表されたのか、ということです。

そこで先生に質問をしたところ、非常に感銘を受けるご回答をいただきました。

それは、

「あえて日本語で発表したのは、この論文を開業医の先生たちに読んでほしかったからです」

というものです。

背景には、サージセンターはまだ認知度が低く、最近岸田首相が副鼻腔炎の日帰り手術を行ったことでようやく脚光を浴びることができた、という事実があります。

先生は、

「いまサージセンターは、お金を儲けるための施設だと思われているけれども、症例数が多い自分が論文を発表することで、サージセンター自体の価値や、立ち位置を上げられる。自分には、その権利と義務がある」

とおっしゃったのです。

その言葉を聞いたわたしは、ただ純粋に「尊敬できるし、かっこいいな。わたしもそんな姿勢で医療に携わっていくべきだ」と思いました。

医療の世界では何か新しい発想や提案をしようとすると、さまざまな圧力をかけられる実状があります。

わたしも、クリニックを運営するなかで、嫌がらせや圧力を受けて、気持ちが後ろ向きになってしまうことも少なくありません。

でも本来は、圧力をかけてくる暇があるなら、その先生のように、自分や自分の仲間たちが高め合っていける環境づくりや努力をするべきではないでしょうか。

がんばって新しい取り組みを行い、発信・発表しているような人に、旧態依然のやり方を押しつけるべきではないはずです。

先生からいただいたお言葉で、その気持ちを新たにすることになり、とても有意義な機会を得ることができました。

古い価値観の根底には、

「日本人女性は謙虚であるべきだ、男性の一歩後ろを歩くべきだ」

といった、改めるべき日本の固定観念を押しつける文化があるのでしょう。

もちろん、日本の医療界にも素晴らしい部分はたくさんありますが、変えるべきところは変えていかなければいけません。

医者にしてもその他の医療従事者にしても、これからの医療の世界で生きる女性は、自らを変革し、少しでも上を目指していかなければ、満足のいく人生を歩むことはできないでしょう。

あんまりのんびりしていると、いつの間にか取り返しのつかないことになってしまいます。

だからこそ、

「もう少しだけ、がんばらなければ」

と思える環境にいつも自分から身を置くことで、努力し続けることになり、運やご縁がついてきて、どんどん上のステージにいけるはずです。

どんなレベルの仕事であっても着実にこなし、また与えられたことだけをするのではなく、自分は何を提供できるかを考えて、ひたすら続けていく。

そのような働き方、生き方をする医療従事者が当たり前になれば、この国の医療も活性化し、しあわせに生きられる女性がますます増えていくでしょう。

本書を読んでくださった医療従事者の方々は、ぜひ当院へご連絡ください。意見を交わし合い、当院の運営、そしてあなたの人生にプラスになれば、これ以上の喜びはありません。

本書があなたのキャリアや人生のプラスになることを、心から願っています。

武田　桃子

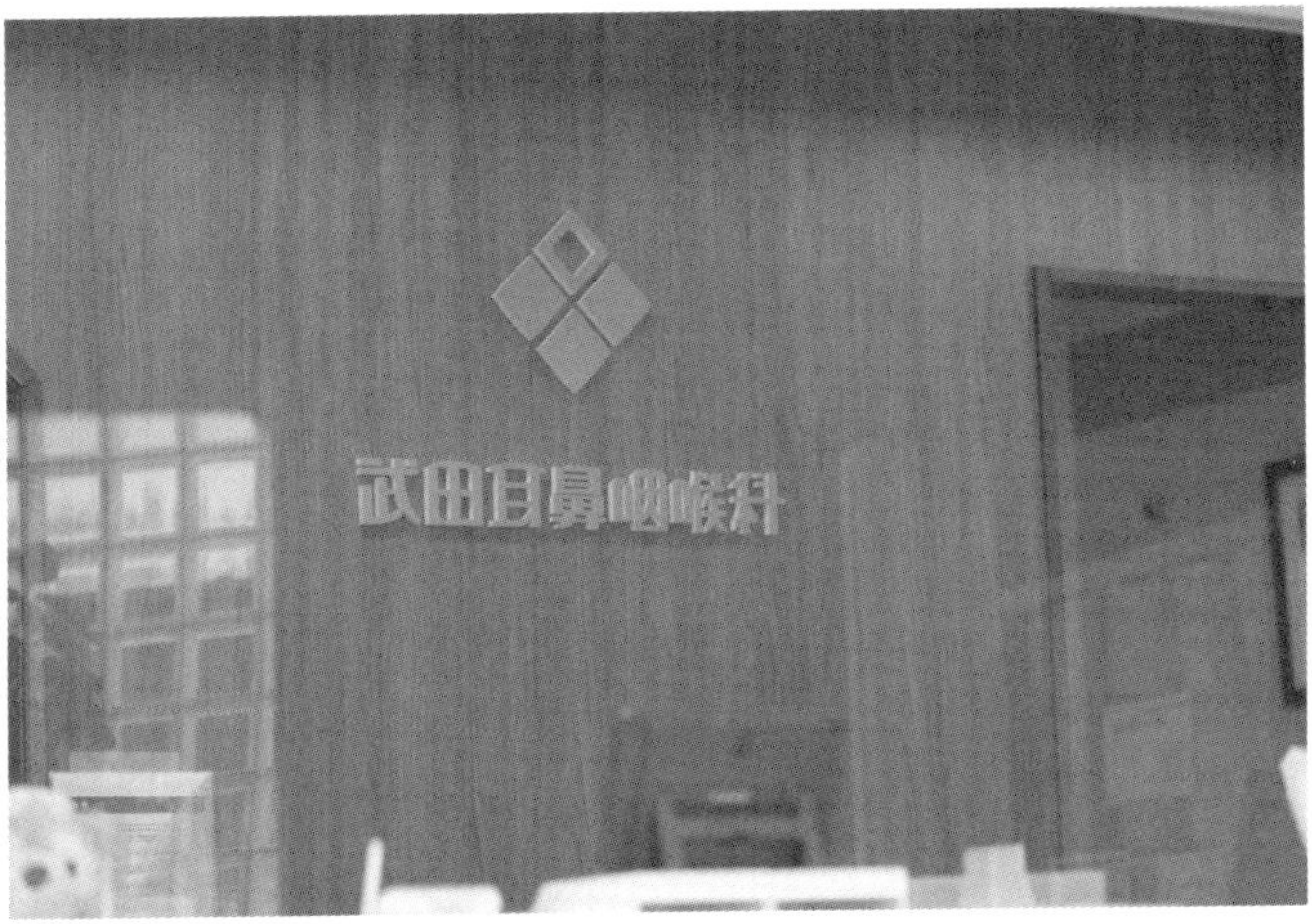
武田耳鼻咽喉科

著者略歴

武田　桃子（たけだ　ももこ）

医療法人社団皐八会 武田耳鼻咽喉科 院長
日本耳鼻咽喉科学会認定専門医、難病指定医
埼玉医科大学医学部卒業後、日本大学医学部附属板橋病院で初期研修を受け、東京慈恵会医科大学の耳鼻咽喉科教室へ入局以来、精力的に鼻の手術を行う。関連病院勤務を経たのち、2018 年 7 月に父親である前院長からクリニックを引き継ぎ、現在に至る。舌下免疫療法やバイオ製剤、注射による抗体製剤といった治療の選択肢を幅広く提案し、必要であれば手術を行うことを基本スタンスとしている。副鼻腔炎、アレルギー性鼻炎、鼻中隔弯曲症に対する手術を得意とし、現在も年間 200 人の手術を行っており、これまでに携わった手術は 1500 人、6000 件にのぼる。今後は妊活中・妊娠中の鼻炎治療や、形成外科と合同で行う外鼻形成・鼻中隔弯曲症の手術にもさらに注力していくほか、将来的には幅広く鼻の治療を提供していくために、分院を設立する構想も持っている。また、社会人医学博士課程取得のため、2023 年 4 月より、日本大学大学院医学研究科にて研鑽を重ねている。著書に『副鼻腔炎 アレルギー性鼻炎 花粉症にもう悩まない！ 鼻の日帰り手術』（かざひの文庫）がある。

企画・編集協力　星野　友絵・牧内　大助
（silas consulting）

女医　看護師　医療事務
医療業界で選ばれる人、選ばれない人

2023年 7 月7日 初版発行

著　者　武田　桃子　© Momoko Takeda

発行人　森　忠順

発行所　株式会社 セルバ出版
〒 113-0034
東京都文京区湯島 1 丁目 12 番 6 号 高関ビル 5 B
☎ 03（5812）1178　FAX 03（5812）1188
https://seluba.co.jp/

発　売　株式会社 三省堂書店／創英社
〒 101-0051
東京都千代田区神田神保町 1 丁目 1 番地
☎ 03（3291）2295　FAX 03（3292）7687

印刷・製本　株式会社 丸井工文社

Printed in JAPAN
ISBN978-4-86367-826-2